Leucoplasies et Cancer

PAR

Le Dr Pedro-Léon MANTILLA

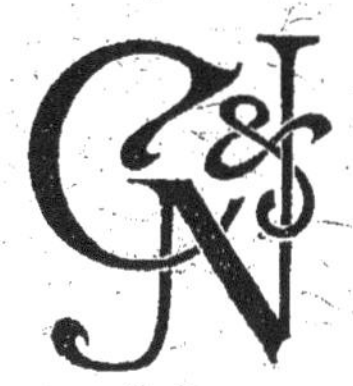

PARIS
GEORGES CARRÉ ET C. NAUD, ÉDITEURS
3, RUE RACINE, 3

1901

Leucoplasies et Cancer

PAR

Le Dr Pedro-Léon MANTILLA

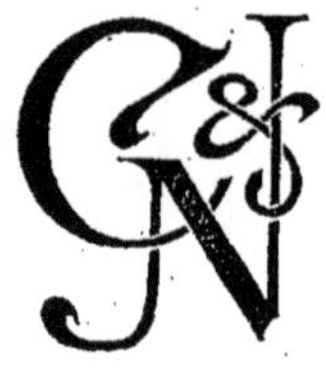

PARIS
GEORGES CARRÉ ET C. NAUD, ÉDITEURS
3, RUE RACINE, 3

1901

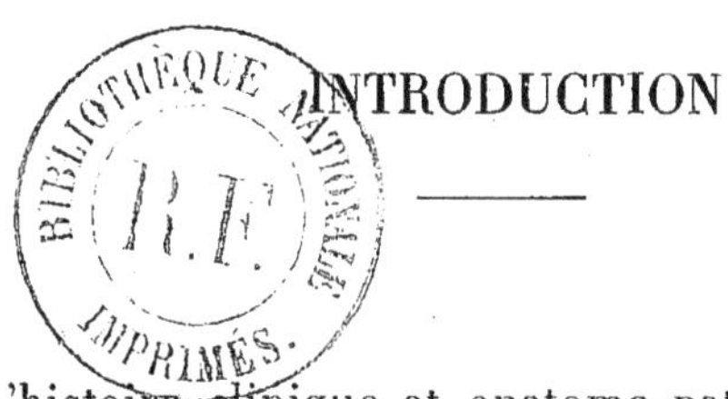

INTRODUCTION

L'histoire clinique et anatomo-pathologique des lésions leucoplasiques est actuellement élucidée d'une façon très satisfaisante grâce aux travaux de savants contemporains parmi lesquels il convient de citer en première ligne ceux de Leloir, ceux du Pr Le Dentu et de ses élèves Auguste Pettit, Pichevin et Cestan, ceux de Hallé, de Perrin, de Paul Petit, de Gaucher et Sergent.

En même temps que les recherches de ces auteurs définissaient plus exactement l'essence même des lésions leucoplasiques, de nouveaux faits de la plus haute importance doctrinale et pratique s'en dégageaient ; tout d'abord, ces processus prenaient une extension bien plus considérable qu'on ne pouvait le supposer et avec les travaux de Pettit et Pichevin on les voyait s'étendre à la muqueuse vaginale, avec ceux de Hallé au revêtement des voies urinaires ; bien plus, d'après une observation de Pettit que nous relatons ici, ces lésions cessent d'être spéciales à l'homme pour frapper également d'autres animaux ; en second lieu, les rapports de la leucoplasie avec l'épithélioma, jusqu'alors simplement soupçonnés par les cliniciens, recevaient des études anatomo-pathologiques une confirmation irréfutable et là où nombre de bons esprits ne voyaient guère autre chose qu'une coïncidence fortuite on doit maintenant admettre une relation causale. Or, c'est précisément cette relation de causalité entre cette circonstance étiologique et ce rapport anatomique qui fera l'objet de la présente étude.

Ce point de vue nouveau nous a paru intéressant à traiter et pour le mettre nettement en lumière nous résumerons d'abord nos connaissances sur la leucoplasie buccale puis nous étudierons cette même affection dans ses différentes localisations.

Dans un second chapitre, nous examinerons les faits cliniques qui légitiment la croyance à des rapports génétiques entre la leucoplasie et l'épithélioma. Le troisième chapitre sera consacré à l'étude des faits anatomo-pathologiques qui plaident en faveur de cette même conception.

Des données fournies par les arguments exposés aux chapitres II et III, nous nous efforcerons de dégager un pronostic et partant une méthode thérapeutique ; ces indications feront l'objet d'un quatrième chapitre.

Enfin, nous grouperons sous le titre de pièces justificatives les observations les plus probantes pour la thèse que nous soutenons ; un index bibliographique complètera notre travail.

Mais, avant d'aborder notre sujet, nous nous faisons un plaisir de nous conformer à l'usage qui veut que l'on adresse l'expression de sa reconnaissance aux maîtres qui vous ont guidé dans vos études.

Nous sommes heureux de remercier publiquement nos maîtres de la Faculté et des Hôpitaux et en particulier MM. les P[rs] TILLAUX et DUPLAY, dont nous avons été le stagiaire.

Nous n'oublierons jamais l'enseignement du regretté Pr POTAIN.

M. le Pr BUDIN a droit aussi à notre reconnaissance pour nous avoir appris l'art des accouchements.

Nous avons suivi aussi avec beaucoup de profit les leçons de clinique de M. le Dr FAISANS.

Nous devons un témoignage de gratitude à MM. les Drs BERNIER et BARTHÉLEMY, qui, à titres divers, nous ont montré de la bienveillance.

M. le Pr DEBOVE nous fait le grand honneur de présider la soutenance de notre thèse, nous lui en serons toujours reconnaissant.

CHAPITRE I

Aperçu historique. — Caractères de la leucoplasie. — Les leucoplasies buccale, vulvo-vaginale et urinaire. — La leucoplasie chez les animaux.

Historique. — Successivement désignée sous les noms d'ichthyosis, de tylosis linguæ, de kératosis mucosæ oris, de psoriasis buccal, l'affection qui nous occupe est connue actuellement sous le nom de leucokératose (1) et surtout sous celui de leucoplasie (2).

Bien que les données réellement précises sur cette affection datent de la remarquable thèse du Pr Debove (1873), antérieurement cependant, des auteurs avaient déjà fourni quelques indications sur l'affection qui nous occupe.

En 1837 et 1858, notamment, S. Plumbe et Ulmann avaient fait connaître des plaques blanches de la bouche sous les noms d'ichthyosis et de tylosis linguæ.

Entre temps, Bazin avait inauguré en France l'étude de ces affections (1864) et commencé la collection célèbre de l'hôpital Saint-Louis, que devaient successivement enrichir Hardy, Lailler, Hillairet et Dolbeau.

Mais c'est, comme nous l'avons dit, le Pr Debove qui plaça, en 1873, la question sur le terrain véritablement scientifique.

---

(1) Λευκος, blanc; κερας, corne.

(2) Λευκος, blanc; πλαξ, plaque. Ce terme de leucoplasie a été proposé par Schwimmer qui ne faisait, d'ailleurs, que traduire en grec l'expression de plaques blanches proposée par Devergie.

Dans une thèse désormais classique, le savant professeur de la Faculté de médecine de Paris sut — bien qu'il ne disposât que de deux pièces — poser les termes de ce problème d'une manière définitive ; les auteurs subséquents ont ajouté à ses descriptions mais ils n'en ont rien retranché ; en tous cas, ils n'ont fait que marcher dans le chemin qu'il avait tracé.

Dans cette rapide revue, nous ne pouvons songer à résumer les innombrables travaux parus sur la question ; cependant, en raison de son importance fondamentale, il convient de rappeler ici les conclusions capitales, qui se dégagent de la thèse inaugurale du Pr Debove.

L'une des deux pièces examinées par le Pr Debove provenait d'un sujet « mort d'un cancroïde de la langue enté sur un psoriasis lingual » ; l'autre, d'un malade opéré d'un cancroïde de la joue et porteur d'un psoriasis de la même région. Debove constata l'induration et l'épaississement de la muqueuse ; il remarqua que la couche épithéliale était un peu épaissie et que le chorion avait une épaisseur considérable. « Il y a, dit-il, une véritable sclérose de la muqueuse. On trouve un nombre assez considérable de leucocytes infiltrés. A la superficie, les papilles linguales ont pris un aspect mamelonné, uniforme, rappelant l'aspect des papilles du derme cutané. A la partie profonde, le tissu fibreux du chorion pénètre entre les fibres musculaires de la langue ; on aperçoit d'abord quelques-unes de ces fibres, petites et isolées ; la sclérose paraît avoir envahi les couches musculaires les plus superficielles de l'organe, les avoir comprimées et atrophiées. »

Laissant de côté les points accessoires, il m'a paru résulter de mon examen deux faits : 1° l'épaississement de la couche épithéliale ; 2° l'épaississement et la sclérose du chorion de la muqueuse. Le psoriasis lingual me paraît donc devoir être considéré comme une cirrhose de la muqueuse buccale.

Presque simultanément, Mauriac faisait paraître, dans l'*Union médicale,* son mémoire sur le psoriasis buccal, qui, à l'inverse du précédent, était presque exclusivement basé sur la clinique ; le savant syphiligraphe caractérisait ainsi l'affection : « L'inflammation scléreuse des papilles et des couches superficielles du derme, l'hypersécrétion épithéliale, qui se condense sous forme de plaques grises, opalines, blanches, et qui s'élimine sous forme d'écailles, de squames exclusivement formées de cellules épithéliales. »

A Vidal et à Leloir on doit une notion de haute valeur : la mise en évidence des processus kératoplastiques dans les affections leucoplasiques ; et au dernier de ces auteurs un mémoire presque exclusivement anatomo-pathologique qui marque un point décisif dans l'histoire de nos connaissances et dans lequel est formulé, pour la première fois, d'une façon précise, le diagnostic histologique de la leucoplasie au moyen des caractères suivants :

1° Hyperkératinisation ;

2° Hypertrophie de la couche à éléidine ;

3° Feutrage du derme.

Perrin et Stanziale ajoutent de nombreux exemples à ceux de Leloir et bientôt ces recherches sont poussées à fond dans une série de mémoires sortis de la clinique chirurgicale de Necker, dus à la plume du Pr Le Dentu, de Pichevin et de Cestan et élaborés avec la collaboration anatomo-pathologique de Auguste Pettit.

D'après ce dernier auteur, qui a analysé minutieusement la question, la leucoplasie est caractérisée, au point de vue histologique, par les modifications énumérées dans le tableau ci-contre :

LÉSIONS CARACTÉRISTIQUES DE LA LEUCOPLASIE

	ÉLÉMENTS	LÉSIONS
Épiderme.	Cellules superficielles.	L'hyperkératinisation est primitive et particulièrement manifeste.
	Stratum granulosum.	Hypertrophié, 2, 3, 4 rangées de cellules à éléidine.
	Cellules intermédiaires au stratum et au corps de Malpighi.	Nécrose (peu fréquente) des noyaux.
	Ponts intercellulaires.	Sensiblement plus développés qu'à l'état normal.
	Éléidine.	Plus abondante qu'à l'état normal, diffusant même sur une étendue considérable.
Derme.	Fibres conjonctives.	Sclérose secondaire et relativement peu intense.
	Papilles.	Développement irrégulier et précoce.
	Éléments inflammatoires.	Nuls au début, n'apparaissent que très tardivement.
	Nerfs.	Peu ou pas de sclérose.

*
* *

Pendant assez longtemps on a pu considérer la leucoplasie comme une affection spéciale à la muqueuse buccale, mais peu à peu cette conception erronée a dû être abandonnée devant les faits précis publiés des côtés les plus divers ; néanmoins la vérité a été longue à se faire jour. Actuellement on connaît une leucoplasie vulvo-vaginale et une leucoplasie des voies urinaires ; peut-être n'est-il pas irrationnel d'admettre qu'avec les recherches nouvelles l'extension de ces processus sera encore plus grande.

1° **Leucoplasie vulvo-vaginale.** — Le premier cas de leucoplasie vulvo-vaginale semble avoir été observé par Thomas qui le décrivit sous le nom de vulvite folliculaire. Weir, qui revit la malade plusieurs années plus tard, en donne une bonne description sous le nom de psoriasis vulvo-vaginal ; en 1889, Jouin, qui eut l'occasion d'en observer un cas, se borna à le signaler.

« Néanmoins (1), c'est à Reclus que revient l'honneur d'avoir nettement posé la question de la leucoplasie vulvo-vaginale dans deux publications mémorables ; cet auteur donne pour la première fois une description clinique de l'affection et fait en outre publier par son élève Bex une intéressante revue sur les leucoplasies et les cancers de la muqueuse vulvo-vaginale.

(1) Pichevin et Pettit.

Dans ces travaux, Reclus, après avoir réclamé pour cette maladie une place spéciale dans le cadre nosologique, met nettement en lumière les affinités qui existent entre cette dernière et la leucoplasie buccale ; cette assimilation fait d'autant plus honneur à la sagacité de ce chirurgien que la leucokératose de la bouche n'était pas encore de notion vulgaire, et que, malgré les études dont elle avait été l'objet, l'imperfection des connaissances n'avait pas encore permis de la classer définitivement. »

Malgré cette importante contribution, la question ne laissait pas que d'être fort obscure ; la plupart des gynécologues eux-mêmes méconnaissaient cette affection et certains d'entre eux discutaient la légitimité de la leucoplasie vulvo-vaginale en tant qu'entité morbide.

Pour ne citer que deux noms, Pozzi et Michaux, dans deux traités justement célèbres mettent, pour le moins en doute, l'existence de la leucokératose vaginale. Le premier de ces auteurs soutient que ce qui a été décrit sous ce nom n'est qu'une variété de vaginite sénile ; sans aller aussi loin, Michaux émet cependant les plus expresses réserves sur la possibilité de l'existence d'altérations leucoplasiques à la surface de la muqueuse vulvo-vaginale. Cette dernière question a été définitivement tranchée par les travaux de Pichevin et de Pettit ; la description du cas suivant est suffisamment explicite. « Les fragments de muqueuse excisés par M. Bouilly (observation XI) nous ont été remis fixés dans du sublimé. Nous les avons fait passer successivement dans les alcools progressivement renforcés et les pièces ont été incluses soit dans le collodion (méthode de Mathias-Duval), soit dans la paraffine.

Les coupes ont été colorées au picro-carmin, à l'hématoxyline de Delafield et à l'hématoxyline éosique de Renault. Sur les coupes pratiquées perpendiculairement à la surface et traitées ainsi qu'il vient d'être indiqué, un fait attire tout d'abord l'attention : l'épiderme est traversé sensiblement à mi-hauteur par une ligne intensivement colorée en bleu foncé ou en rouge vif suivant la teinture employée ; celle-ci est visible même aux faibles grossissements et décrit une série de sinuosités ; comme on peut aisément s'en assurer par l'emploi de forts objectifs, cette bande est constituée par de volumineuses cellules disposées sur trois ou quatre couches. Ces éléments mesurent en moyenne 20 μ de longueur et sont polygonaux ; leur noyau est plus ou moins apparent et leur cytoplasma est bourré de granulations irrégulières, possédant une grande élection pour diverses teintures nucléaires (hématoxyline, picro-carmin) ; en un mot, cette formation n'est autre que la couche hypertrophiée des cellules à éléidine. Dans les pièces en question, celle-ci se présente avec des caractères absolument identiques à ceux qui ont été indiqués à propos de la muqueuse buccale par divers auteurs (Leloir, Le Dentu entre autres) ; l'un de nous d'ailleurs, a pu, dans nombre de cas publiés ou inédits, constater la rigoureuse similitude de conformation de cette assise dans les muqueuses buccale et vulvo-vaginale.

Les autres altérations ne présentent pas une moins grande analogie : toutes les cellules sus-jacentes à la couche à éléidine sont kératinisées et leur épaisseur est sensiblement égale à la moitié de la hauteur de l'épiderme.

La couche kératinisée est formée d'éléments dont la métamorphose cornée est naturellement d'autant plus accusée qu'on se rapproche davantage de la superficie ; elle ne constitue pas une couche régulière et en certains points son épaisseur augmente brusquement, de sorte qu'il en résulte la formation de saillies coniques plus ou moins acuminées et écailleuses.

Quant aux éléments sous-jacents à la couche à éléidine, il convient de signaler l'altération dont leurs noyaux sont fréquemment le siège, ainsi que la forme irrégulière et en quelque sorte dentelée du corps cellulaire ; en outre, on constate la présence en certains points d'éléidine diffuse.

Le corps de Malpighi est nettement limité et ne présente pas d'altérations manifestes ; en revanche, les prolongements épidermiques intradermiques affectent une forme irrégulièrement mamelonnée ; par suite les papilles sont plus ou moins réduites.

Du côté du derme, deux modifications seulement sont à signaler : l'épaississement, c'est-à-dire le feutrage du tissu conjonctif, et l'infiltration embryonnaire qui se manifeste sous la forme d'amas de cellules inflammatoires.

En résumé, la leucoplasie vulvo-vaginale (stade initial) est caractérisée par les altérations suivantes :

1° Feutrage du derme ;

2° Multiplication des cellules de la couche à éléidine ;

3° Hypertrophie de la couche cornée ;

4° Diffusion de l'éléidine dans les couches sous-jacentes à la couche à éléidine.

Or, ce sont là exactement les altérations qui ont été indiquées comme caractéristiques de la leucokératose bucco-linguale par Leloir ; par conséquent, on doit conclure à l'existence d'une leucoplasie vulvo-vaginale au sens exact du mot, nettement définie au point de vue anatomo-pathologique.

Ultérieurement, d'Hotman de Villiers et Thérèse ont confirmé ces descriptions et Paul Petit a fait une description complète, clinique et histologique d'un cas observé dans sa clientèle, confirmation des faits sus-énoncés.

2° **Leucoplasie des voies urinaires.** — Comme nous l'avons indiqué précédemment, les processus leucoplasiques ont une extension considérable ; en effet, Noël Hallé, dans un travail de premier ordre, a récemment établi d'une façon indiscutable que l'appareil urinaire peut également être le siège de lésions leucokératosiques ; il est juste, d'ailleurs, de rappeler que le Pr Albarran avait, dès 1892, eu l'intuition de ces altérations ainsi qu'il ressort du passage suivant extrait de son traité des *Tumeurs de la vessie* : « Sur les coupes d'une vessie atteinte de cystite ancienne, et je possède des préparations fort démonstratives à cet égard, j'ai vu les couches superficielles de l'épithélium vésical présenter tous les caractères de la cornification. Dans ce cas pourtant, le processus de kératinisation n'est pas régulier : il n'y a pas d'éléidine dans les cellules qui précèdent les couches cornifiées : or on sait, depuis les beaux travaux de mon maître Ranvier, que l'éléidine précède toujours les formations cornées qui dépendent du feuillet cutané.« Andral signale d'ailleurs, dans les cystites chroniques, la transformation possible de l'épithélium en production cornée. Peut-être faut-il rapprocher de ces observations la tumeur décrite par Rokitansky sous le nom de cholestéatome : cette tumeur, consécutive à une inflammation chronique de l'appareil urinaire, était formée de lamelles nacrées, composées de cellules épithéliales ».

Mais la définition rigoureuse et approfondie de cette maladie a été donnée seulement en 1896, par Hallé, qui a étudié avec le plus grand soin sept cas recueillis à la clinique des voies urinaires dirigée par le Pr Guyon.

Nous remarquerons toutefois que les leucoplasies de la vessie n'ont pas d'histoire clinique propre ; leurs symptômes sont toujours ceux d'une inflammation chronique de l'appareil urinaire.

Il en va tout autrement, au point de vue anatomo-pathologique, et cela est tellement vrai qu'Hallé n'hésite pas — bien que le diagnostic de leucoplasie urinaire n'ait pas encore été porté avec certitude pendant la vie — à affirmer qu'il est vraisemblablement possible par un examen attentif, réitéré du sédiment urinaire, d'arriver au diagnostic : leucoplasie urinaire. La possibilité de ce diagnostic est rendue évidente par la description suivante des modifications de la muqueuse urinaire atteinte de leucoplasie.

Dans les sept cas d'Hallé, un caractère est constant,

c'est la présence d'un revêtement anormal, à caractères épidermiques accusés. L'épaisseur de ce dernier est souvent considérable mais sa structure est anormale ; les éléments se répartissent, en effet, en deux groupes seulement ; une couche basale formée de cellules polygonales à noyau et à corps cellulaire bien développé et une couche superficielle, succédant à la précédente sans transition, composée uniquement d'éléments kératinisés ; entre les strates cornés formés par ces derniers, s'interposent des cellules chargées d'éléidine qui diffuse irrégulièrement dans l'ensemble du *stratum corneum*.

En somme nous trouvons ici tous les caractères signalés ci-dessus comme caractéristiques des leucoplasies buccale et vulvo-vaginale.

3° **Leucoplasie chez les animaux.** — Dans un cas unique publié par Auguste Pettit et provenant d'un singe, mort à la ménagerie du Muséum d'Histoire naturelle de Paris, cet auteur a constaté dans le vagin des altérations leucoplasiques acquérant une intensité considérable.

En dehors de son intérêt propre, ce cas est instructif à un autre point de vue : il nous montre combien sont fragiles toutes les théories étiologiques édifiées jusqu'à ce jour ; l'existence des leucoplasies vulvo-vaginale et urinaire portait un coup décisif à l'influence exclusive attribuée au tabac par certains auteurs ; cette dernière observation, de même, est incompatible avec l'importance pathogénique prépondérante accordée à la syphilis.

CHAPITRE II

Examen des faits cliniques tendant à établir un rapport génétique entre la leucoplasie et l'épithélioma (1).

Nous rappellerons, tout d'abord, aussi sommairement que possible, la symptomatologie des altérations leucoplasiques.

Parfois, c'est le prurit qui a pour siège la plaque blanche, qui éveille avant tout l'attention du malade et qui l'amène à consulter un médecin ; mais, dans la majorité des observations, l'affection débute et évolue pendant un certain temps sans aucune manifestion appréciable, sinon par la vue. Cette indolence peut être absolue et se prolonger notablement de telle sorte que le malade ne s'aperçoit de sa lésion que par hasard, en se regardant dans la glace et alors que le mal a déjà envahi une portion notable de la muqueuse.

Le prurit, quand il existe, — et on l'a noté surtout pour la muqueuse vaginale — est en général modéré, et ce n'est qu'assez exceptionnellement que les démangeaisons acquièrent une intensité réellement gênante pour le patient.

Les plaques blanchâtres, qui constituent la grosse manifestation clinique de l'affection, apparaissent toujours à l'insu du malade, et les phases tout à fait initiales de la

(1) Nous laissons naturellement de côté les rapports qui peuvent unir entre eux leucoplasie et syphilis.

maladie nous sont encore inconnues. Tout ce qu'on peut dire, c'est que les premières manifestations consistent en l'apparition de taches, de très faible étendue, isolées ou rapprochées ; dans ce dernier cas, elles ne tardent généralement à se reprendre par leurs bords et à former par confluence des taches de superficie notable ; au contraire, si la lésion primitive est isolée, celle-ci s'étend progressivement.

On ne peut en aucune façon fixer la rapidité d'accroissement de ces taches ; alors que chez certains malades, on peut assister en un laps de temps relativement court à l'extension du mal, chez d'autres au contraire les progrès sont insignifiants et pendant des années on peut constater que le tableau ne change pas sensiblement.

A l'origine les plaques leucoplasiques sont opalines et transparentes et leur aspect spécial est bien rendu par cette comparaison de Pichevin et Pettit : « La muqueuse semble avoir été touchée légèrement avec un crayon de nitrate d'argent ».

Un peu plus tard, on note des changements du côté de la muqueuse ; celle-ci a perdu de sa souplesse et son épaisseur est accrue ; simultanément, l'aspect des plaques blanches a varié, elles semblent formées de squames blanchâtres, surélevées au-dessus du niveau des parties saines.

Plus tard, la surface malade s'indure progressivement, elle se dessèche, se craquelle, se fissure en tous sens. Ces fissures présentent des profondeurs variables et peuvent atteindre les cellules du stratum germinativum, ainsi que Leloir l'a bien mis en évidence.

La très grande majorité des plaques leucoplasiques parcourent le cycle évolutif que nous venons d'esquisser mais quelques-unes semblent le dépasser et subir une transformation remarquable si on s'en rapporte aux observations, même les plus anciennes, relatives à la leucokératose.

En effet, dès 1862, John More Meligan avait constaté l'apparition d'un épithélioma lingual, au point même où il observait depuis plusieurs années déjà une plaque leucoplasique chez un de ses malades et cette succession n'avait pas été sans vivement frapper son esprit. A la suite de cette publication, nombre de chirurgiens anglais firent connaître des cas d'épithélioma faisant leur apparition sur des plaques anciennes de leucoplasie ; c'est ainsi que Hulke et Paget en communiquaient chacun un cas, à la même réunion de la « *Royal medical and surgical Society* » [1863].

Depuis lors, les observations n'ont pas cessé de se multiplier : Hulke, déjà nommé, en publie deux nouveaux cas ; Morris, trois ; et Weir, réunissant dix cas personnels à ceux de ses devanciers, établit une statistique s'élevant à 68 cas présentant 31 fois de la dégénérescence cancéreuse.

Ces faits suffisaient amplement pour suggérer l'idée d'une relation génétique entre les lésions leucoplasiques et l'épithélioma.

La transformation d'une plaque leucokératosique en épithélioma, ou tout au moins, le développement d'un cancer au niveau ou au pourtour d'une plaque avait été si souvent observée, dès 1870, qu'il était bien difficile d'admettre une simple coïncidence et qu'il était logique de supposer que la leucoplasie la plus bénigne pouvait évoluer vers l'épithélioma.

Malheureusement, si la clinique a eu le mérite de dégager cette notion fondamentale, par contre, et cela malgré les efforts de praticiens consommés, elle a été jusqu'ici impuissante à donner une base scientifique à ces conceptions ; seule, l'histologie a pu, entre des mains exercées, nous fournir cette confirmation.

Dans ces conditions, il est inutile de nous attarder davantage à examiner, à notre point de vue spécial, les faits cliniques, puisqu'il nous serait impossible d'en tirer aucune notion profitable ; nous nous bornerons simplement à résumer dans le tableau ci-contre, les résultats fournis par les principaux auteurs qui se sont préoccupés du pourcentage de l'épithélioma leucoplasique.

PROPORTION DE LÉSIONS LEUCOPLASIQUES PRÉSENTANT LA DÉGÉNÉRESCENCE ÉPITHÉLIOMATEUSE

AUTEURS	NOMBRE TOTAL des cas	NOMBRE DE CAS présentant la dégénérescence épithéliomateuse	POUR 100
Schwimmer.	20	4	20
Leloir. . .	35	8	20
Debove. . .	24	8	33
Morris. . .	27	13	49
Weir. . .	68	31	45
Vidal. . .	»	»	45
Wierenga. .	48	5	8 — 10
	25	2	
Sachs. . .	69	4	6
Butlin. . .	80	16	20
Kuster. . .	»	»	33
Trélat. . .	12	9	75
	Total général.		32

Nous ne pouvons pas livrer ce tableau à nos lecteurs sans quelque commentaire; en effet, toute statistique, si rigoureuse soit-elle, n'a jamais qu'une valeur très relative et très discutable. Or, pour celle-ci, une objection se pose immédiatement; en effet, les chiffres, qui ont servi à son élaboration, sont dus pour la plupart à des chirurgiens et ceux-ci, par suite de leur spécialisation ne sont consultés que pour les cas graves : certes, c'est là une critique qui nous semble fondée; mais, comme les renseignements fournis par les dermatologistes sont insuffisants, force nous est de nous contenter des statistiques sus-indiquées ; malgré leur approximation, elles ont encore l'avantage de mettre en évidence, et cela d'une façon indiscutable, la fréquence de la dégénérescence épithéliomateuse. D'ailleurs, des syphiligraphes autorisés, entre tous, Mauriac, Besnier et Doyon sont là pour prêter à cette opinion l'appui de leur autorité. Pour le premier : « la transformation des psoriasis bucco-linguaux en maladie maligne de la langue, en épithéliomas, est un des points les plus importants de leur histoire ». Pour le médecin de Saint-Louis et son collaborateur Doyon la « *leucoplasie buccàle,* surtout alors qu'elle est idiopathique, *n'est que le premier degré constitué de l'épithéliomatose* » et, plus loin, ces auteurs ajoutent : « On est forcé de reconnaître que *toutes* les leucokératoses buccales ou linguales peuvent aboutir à l'épithéliomatose ».

C'est cette même succession d'altérations, enfin, que Butlin apprécie en ces termes : « Je soupçonne fort que la fréquence de la transformation maligne des plaques leucoplasiques, loin d'avoir été exagérée, a été très

« sous-cotée » et que les écrits des dix ou vingt années à venir montreront une bien plus grande proportion de cancers leucoplasiques que ne l'ont fait ceux des dix dernières ».

En somme, un fait est à retenir au point de vue spécial où nous nous plaçons : *la succession fréquente des altérations leucoplasiques et de l'épithélioma.*

CHAPITRE III

Examen des faits anatomo-pathologiques tendant à établir des rapports génétiques entre la leucoplasie et l'épithélioma.

Les arguments tirés de la clinique montrent simplement que la succession leucoplasie-épithélioma est un fait fréquent ; il est impossible d'en tirer aucune autre indication, à moins de s'exposer au sophisme *post hoc, ergo propter hoc.*

L'examen des faits anatomo-pathologiques est autrement fécond en résultats.

Malgré quelques observations antérieures, c'est seulement avec l'important mémoire de Leloir *sur l'anatomie pathologique et la nature de la leucoplasie buccale,* publié en 1887, que commence la période histologique de la question des rapports de la leucoplasie et de l'épithélioma.

Le regretté professeur a eu à sa disposition trente-cinq cas dont il a fait une étude histologique aussi approfondie que possible. Ceux-ci se décomposent de la façon suivante :

1° Dix cas de leucoplasie buccale au début ;

2° Dix-sept cas de leucoplasie assez avancée.

Chez neuf malades, la leucoplasie avait envahi presque

toute la muqueuse buccale mais n'était pas dégénérée ; chez les huit autres, les plaques leucokératosiques étaient compliquées de dégénérescence épithéliomateuse.

Ces huit derniers cas méritent de retenir notre attention d'une façon spéciale : quatre présentaient des lésions épithéliomateuses avancées, quatre des stades tout à fait primitifs de la même dégénérescence.

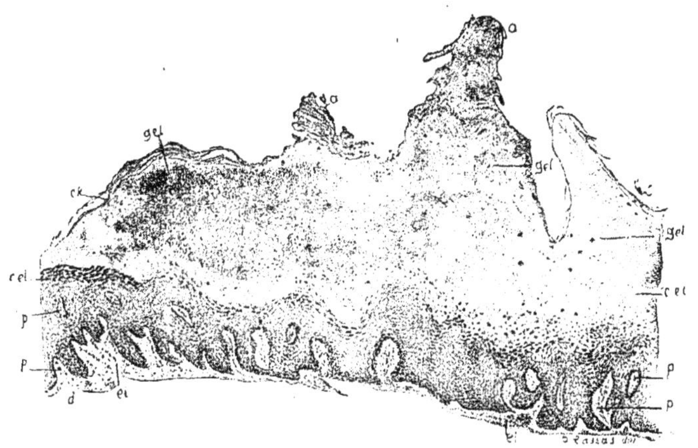

Fig. 1. — Vue d'ensemble, à un faible grossissement, d'une plaque de leucoplasie pure sans trace aucune de dégénérescence cancéreuse. (Alcool, paraffine, hématoxyline de Delafield.)

A gauche, les cellules à éléidine (C. *el*) forment une couche compacte comprenant plusieurs rangées, tandis qu'au même niveau, la couche cornée (*ck*) n'a qu'une faible épaisseur. Plus à droite, au contraire, cette même couche cornée prend un développement extrême, se hérisse d'aspérités, tandis que la couche à éléidine devient moins importante et plus diffuse. Des gouttelettes d'éléidine (*gel*) se retrouvent dans l'épaisseur de la couche cornée. Les papilles (*p*) sont modifiées, lamelliformes ou en massues ; le derme (D) est feutré et infiltré de cellules inflammatoires (*ci*).

D'après Leloir, voici comment se produirait la dégénérescence cancéreuse.

Jamais l'épithélioma ne débute au niveau des surfaces hyperkératinisées, lorsque celles-ci demeurent hyperkératinisées ; il débute au niveau des régions exulcérées dans un cas ; dans trois autres, il a fait son apparition au niveau des fissures ou crevasses ; dans un cas, il a débuté au niveau des fissures ou crevasses ; enfin, dans le dernier, la dégénérescence cancéreuse était trop

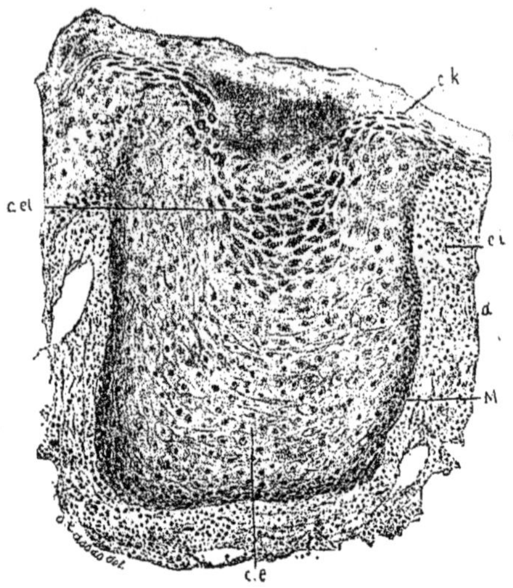

Fig. 2. — Vue à un fort grossissement d'une portion de plaque leucoplasique buccale non dégénérée. (Alcool, paraffine, hématoxyline, éosine.)

La couche cornée (*ck*) est peu développée ; les cellules à éléidine (C. *el*) forment une couche compacte d'éléments granuleux rouges sur six à douze épaisseurs. Les cellules épidermiques profondes (*c.e*) renferment un noyau atrophié. La couche de Malpighi (M) est nettement séparée du derme (*d*), infiltré lui-même de cellules inflammatoires (*ci*). L'ensemble de la coupe offre une superposition de couches distinctes rappelant vaguement la constitution générale de la peau.

ancienne pour qu'on pût espérer pouvoir en déterminer le point d'origine.

Dans les autres cas, Leloir a pu suivre pas à pas le processus et le diviser en quatre étapes suivantes :

1° Leucoplasie avec hyperkératinisation ;

2° Desquamation, exulcération ou fissure ;

3° Lésions irritatives avec dékératinisation ;

4° Épithéliomatisation des régions dékératinisées à point de départ malpighien.

Ces stades méritent quelques mots d'explication.

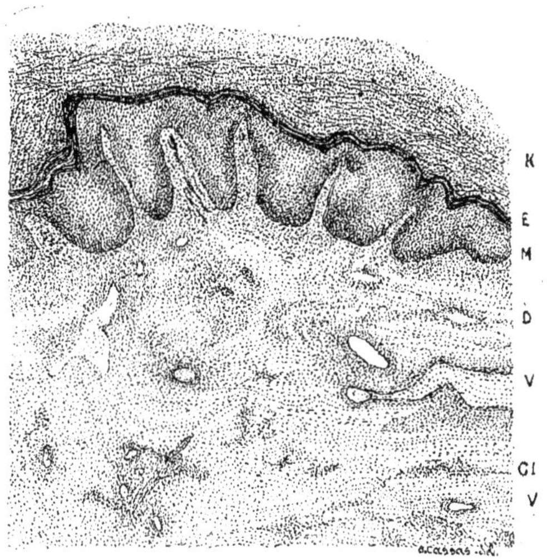

Fig. 3. — Vue à un faible grossissement d'une plaque leucoplasique vulvo-vaginale pure, non compliquée de dégénérescence cancéreuse. (Sublimé, paraffine, hématoxyline éosique de Renault.)

La couche de Malpighi (M) est nettement limitée, mais les prolongements épithéliaux intradermiques sont anormalement augmentés de volume. La couche à éléidine (E) forme une bande continue tranchant nettement sur les autres tissus par l'intensité de sa coloration après l'emploi des teintures histologiques. La couche kératinisée (K) a une épaisseur considérable. Le derme (D) est légèrement feutré et infiltré de cellules inflammatoires (CJ). (V), vaisseaux.

Au début, la leucoplasie est essentiellement une affection hyperkératinisante ; mais, avec une rapidité extrêmement variable suivant les cas, sous l'influence des irritations secondaires à la production des fissures et des exulcérations, elle tend à se dékératiniser ; désormais mal protégée, la plaque leucoplasique réagit de diverses façons.

Tantôt, les prolongements irréguliers que la couche de Malpihi envoie dans le derme se mettent à s'hypertrophier encore davantage, formant des bouchons, des

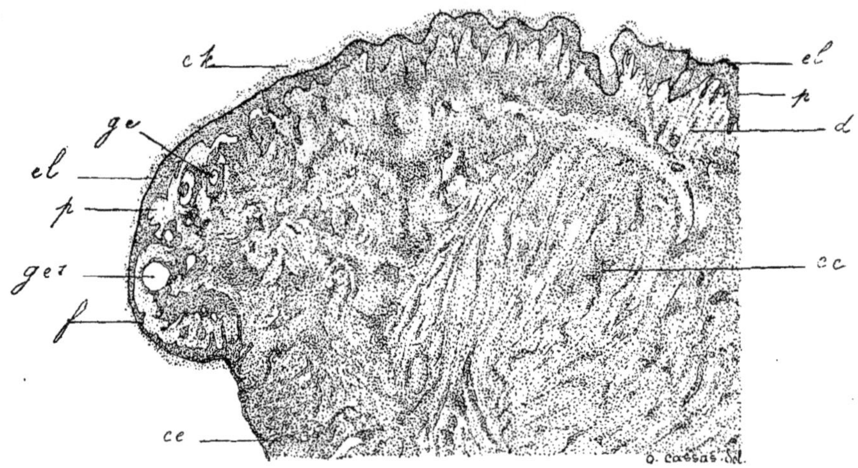

Fig. 4. — Coupe perpendiculaire d'une plaque leucoplasique linguale présentant la dégénérescence épithéliomateuse. (Liquide de Gilson, collodion, hématoxyline.)

El, couche à éléidine hypertrophiée; *ck*, épiderme fortement hyperkératinisé; au voisinage du point *f*, la coupe présente une dépression profonde occupée par des éléments épithéliomateux, *ce*; le derme, *d*, est infiltré de cellules embryonnaires *(ce)* et de globes épidermiques *(ge)*. Dans quelques-uns de ces derniers *(ge* [1]) les cellules hyperkératinisées ont été arrachées par le *rasoir*; *p*, papilles irrégulières. (Figure empruntée au mémoire de 1896 du Pr Le Dentu, préparation de A. Pettit.)

prolongements plus ou moins ramifiés qui s'enfoncent plus ou moins profondément dans le derme : or, ce sont *ces prolongements en néoformation active qui constituent l'épithélioma.*

Tantôt (et c'est là le cas le plus fréquent) l'épithélioma, dit Leloir, *semble se développer* au niveau d'une fissure, d'une crevasse. Dans ce cas on observe manifestement une tendance à la prolifération des cellules du corps de Malpighi constituant les parois de la crevasse. Cette tendance à la prolifération gagne les cellules du voisinage et bientôt on voit partir de ce foyer irritatif

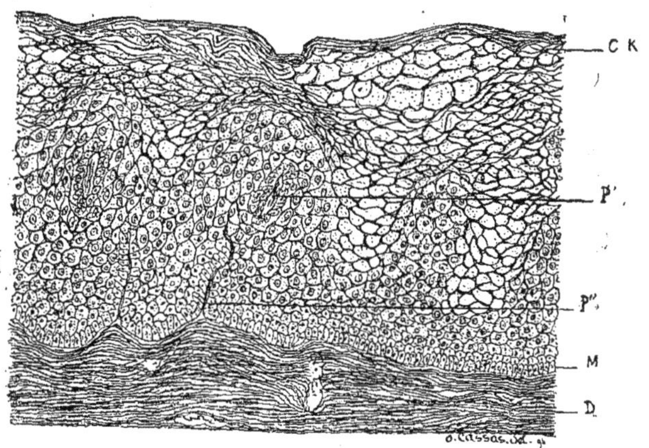

Fig. 5. — Les figures 5, 6 et 7 proviennent d'une même plaque leucoplasique vulvo-vaginale très ancienne ; elles représentent respectivement les zones périphérique, moyenne et centrale de celle-ci. (Liquide de Lindsay, paraffine, rouge magenta, mélange de Benda ; baume.)

La figure 5 représente un point (périphérie) où les lésions se résument en une hyperkératinisation (*ck*) des cellules sus-jacentes à la couche de Malpighi qui est encore nettement limitée. Le derme (*d*) est feutré, presque sclérosé, les papilles (*p' p''*) sont atrophiées.

des prolongements épithéliaux plus ou moins ramifiés qui pénètrent dans le derme enflammé : c'est l'épithélioma au début. A cause de l'infiltration dense du derme muqueux par les cellules embryonnaires, il est parfois assez difficile de voir le mode de développement de l'épithélioma. Mais un examen minutieux, si l'on a eu le soin d'étudier des coupes rigoureusement sériées, permettra toujours de s'en rendre compte.

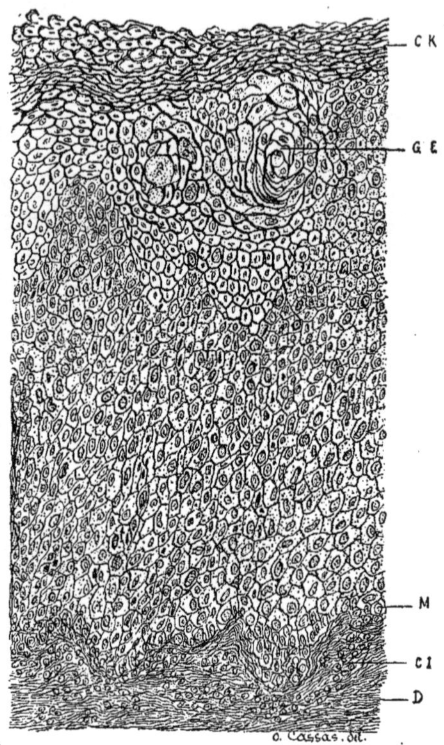

Fig. 6. — Cette figure représente une région plus voisine du centre que la figure 5. Même technique que figure 5.

Au milieu des cellules fortement kératinisées (CK), il existe des globes épidermiques (G.E). Le corps de Malpighi (M) n'est plus nettement limité ; le derme (D) sclérosé est infiltré de cellules inflammatoires (CI) qui font irruption par places dans le corps de Malpighi.

Quelque soit le point de départ de l'épithélioma, on constatera toujours, dans les cas précédents, que celui-ci se montre au niveau des régions dékératinisées (fissures, ulcérations, etc...).

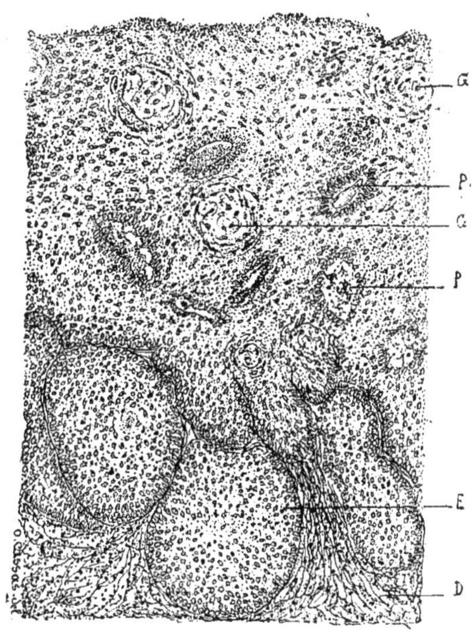

Fig. 7. — Cette figure représente la portion centrale de la plaque dont les portions périphérique et moyenne ont été figurées en 5 et 6.

En ce point, la structure de l'épiderme est méconnaissable, les tissus sont uniquement constitués par du tissu épithéliomateux (E) renfermant des globes épidermiques. Le derme (D) est ici encore sclérosé et infiltré de cellules inflammatoires. En certains points, on constate l'existence de papilles (P).

Les surfaces hyperkératinisées s'arrêtent net, brusquement, au niveau des régions en dégénérescence épithéliomateuse. En ce point, il n'y a plus ni stratum corneum ni stratum granulosum, mais, en revanche, les prolongements plus ou moins rares que le corps de Malpighi enfonce dans le derme sont énormes, profonds. Il y a là comme une invagination du processus, l'épithélioma, au lieu de croître en surface et de se cornifier, se dékératinise et pousse en profondeur.

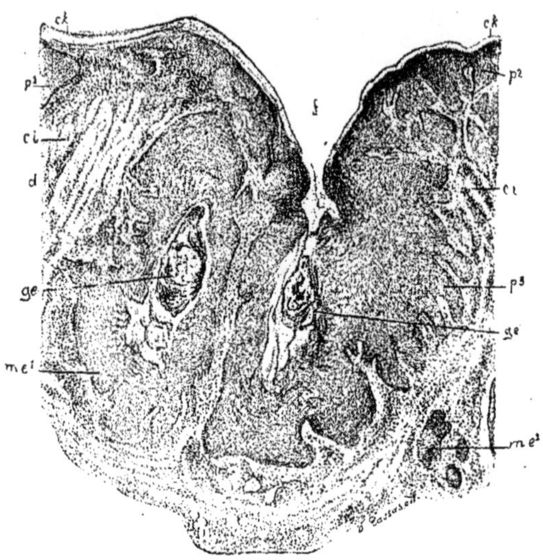

Fig. 8. — Coupe transversale d'un épithélioma leucoplasique de la langue. (Liquide de Zenker, collodion, hématoxyline éosique.)

Le centre de la figure est occupé par une fissure (*f*), dont le fond est occupé par une masse épithéliomateuse (p_3), renfermant en son centre un globe épidermique (*ge*). Il existe en outre des masses épithéliomateuses (*me* [1]) avec globes épidermiques (*ge*) ou dépourvues (*me* [2]) de ces mêmes globes. A gauche, les prolongements épidermiques (*p* [1]) ont une forme anormale, mamelonnée, mais sont nettement limités du côté du derme (*d*); les couches superficielles de l'épiderme sont fortement kératinisées (*ck*); à droite de la fissure, les prolongements épidermiques (*p* [2]) sont transformés en tissu épithéliomateux. Le derme est infiltré de cellules embryonnaires (*ci*).

Tels sont les faits ; examinons maintenant les conclusions qui en découlent.

Leloir est très explicite à ce point de vue et quelques lignes de son mémoire nous renseigneront complètement ; pour le regretté professeur de dermatologie de

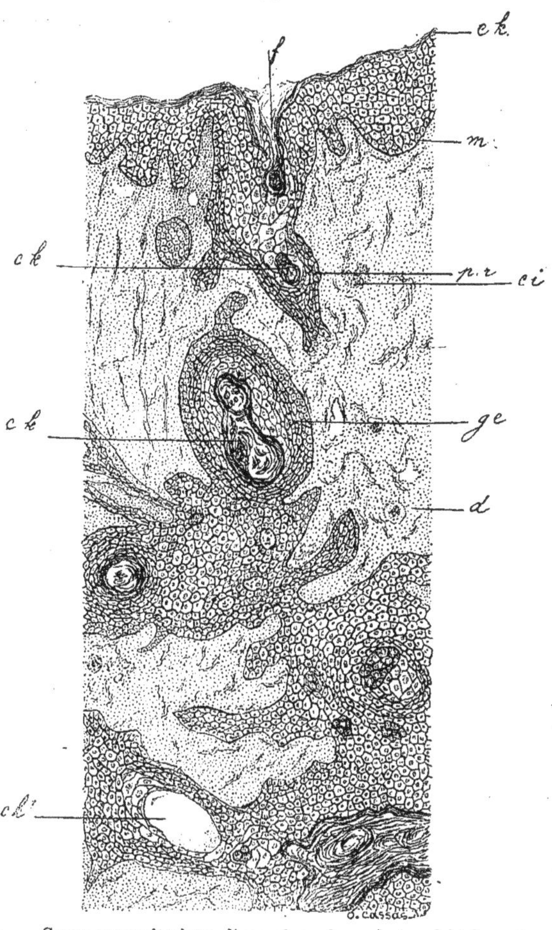

Fig. 9. — Coupe perpendiculaire d'une plaque leucoplasique labiale ancienne, présentant une double dégénérescence épithéliomateuse. (Liquide de Lindsay, paraffine, rouge magenta, mélange de Benda, baume.)

Le revêtement superficiel des cellules kératinisées, *ck*, représente l'ancien épiderme sur cette figure méconnaissable ; en certains points, il y a formation, *in situ*, au sein même des éléments leucoplasiques de globes cornés, par exemple, dans le prolongement épidermique marqué *pr*. La couche de Malpighi est encore nettement séparée du derme *d*, infiltré par places de cellules inflammatoires *ci*. Au sein même du derme *d*, il existe de vastes îlots épithéliomateux avec globes épidermiques, dont quelques-uns, *ck'*, ont été arrachés par le rasoir. (Figure empruntée au mémoire de 1896 du Pr Le Dentu ; préparation de A. Pettit.)

Lille, il n'y a pas de relation génétique entre la leucoplasie et l'épithélioma ; « l'épithélioma n'est que la conséquence indirecte de la leucoplasie... l'épithélioma n'est qu'un accident dans le cours du psoriasis buccal et non la deuxième période d'une même maladie dont la première période serait la leucoplasie ». Cette opinion qui semblait avoir, pour elle, la consécration clinique de Maîtres comme Trélat et Verneuil, prévalut pendant plusieurs années dans la science jusqu'au jour (1896) où une série de travaux sortis du service de la clinique chirurgicale de Necker et dus à la plume du Pr Le Dentu et de ses élèves Pettit, Pichevin et Cestan, vint éclairer la question d'une lumière nouvelle et lui donner une extension considérable.

C'est d'abord au Congrès international de gynécologie et d'obstétrique, tenu en septembre 1896, à Genève, que Pettit et Pichevin firent connaître les premiers résultats de leurs recherches sur la leucoplasie vulvo-vaginale pour l'entité nosologique de laquelle ils fournissaient les premiers des arguments décisifs.

Loin de contester la légitimité des faits énoncés par Leloir, ces auteurs complètent la thèse soutenue par cet auteur et, au processus d'épithéliomatisation indirect mis en évidence par ce dernier, ils en ajoutent un autre jusqu'alors inconnu et consistant *en la formation de globes épithéliomateux au sein même des tissus leucoplasiques ;* par une série de recherches histologiques minutieuses, ils réussissent à mettre en lumière la dégénérescence *in loco* des cellules frappées de leucokératose, et ils en concluent que *l'épithélioma n'est pas seulement un accident causé par les modifications pour ainsi dire mécaniques de la plaque cornée, mais que ce dernier doit être plutôt considéré comme le stade évolutif ultime de la leucokératose.*

A ces constatations basées sur une analyse rigoureuse des coupes histologiques, le Pr Le Dentu donna quelques mois plus tard (décembre 1896) l'appui de sa haute autorité. Avec la collaboration de Pettit, il décrit six examens microscopiques qui tous sont compliqués de dégénérescence épithéliomateuse et dont quelques-uns sont décisifs pour le point de vue qui nous occupe.

L'observation, numérotée V, est particulièrement instructive ; elle a trait à un épithélioma leucoplasique de la lèvre : « En certains points, l'hyperkératinisation est extrême, tout l'épiderme a subi la transformation cornée ; les strates superficielles sont formées de cellules lamelleuses, aplaties ; les moyennes d'éléments polygonaux, très épaissis, dont le noyau est plus ou moins altéré, tandis que dans la profondeur, la couche de Malpighi, moins nettement limitée vis-à-vis du derme, offre, par place, une continuité absolue avec les cellules embryonnaires qui infiltrent ce dernier. En d'autres régions, apparaissent les altérations cancéreuses. Au milieu des cellules hyperkératinisées, on voit apparaître des globes épithéliaux qui tranchent par leur structure sur les autres éléments. Les cellules qui constituent les globes sont, en effet, formées par des éléments jeunes, à protoplasma abondant et à noyaux pourvus d'abondantes granulations chromatiques ; elles se distinguent alors facilement des éléments tissulaires voisins. Dans les parties centrales de la tumeur, la dégénérescence maligne s'accuse encore ». L'intérêt capital de cette observation consiste dans l'apparition de globes épidermiques au sein des couches épithéliales non dékératinisées et le P[r] Le Dentu en conclut que les examens histologiques cités dans son travail « révèlent des lésions semblables à celles que Leloir avait si bien décrites » mais qu'elles permettent des conclusions nouvelles. La genèse de globes épidermiques au milieu des cellules cornées ne prouve-t-elle pas d'une façon frappante que « l'épithélioma se rattache d'une façon directe à la leucokératose, qu'il en représente la phase terminale et qu'il ne peut être considéré comme un simple accident causé par la dékératinisation, l'ulcération ou la fissuration de la plaque cornée » ? et le chirurgien de Necker estime en dernière analyse que « si la transformation épithéliomateuse ne doit pas, dans l'état actuel de la science et malgré son assez grande fréquence, être considérée comme une phase inévitable de la maladie, on peut et on doit penser qu'elle est déterminée par une prédisposition inhérente à la leucokératose elle-même ».

Avec ces travaux, la question des rapports génétiques de la leucoplasie et de l'épithélioma est définitivement tranchée dans le sens affirmatif et nous n'avons plus qu'à enregistrer les travaux confirmatifs qui se sont succédés jusqu'à ce jour. Citons d'abord les observations de Cestan et Pettit. Ces auteurs ont réuni douze cas de leucoplasie buccale qu'ils ont étudiés avec le plus grand soin et desquels il appert que « toutes les pièces examinées et qui se rapportent à des stades quelque peu avancés de la transformation leucoplasique ont présenté des signes manifestes de la dégénérescence épithéliomateuse ; c'est seulement sur les tissus où la leucokératose était de date récente que le processus leucoplasique ne s'est pas montré compliqué d'altérations néoplasiques... Toute plaque leucoplasique semble donc devoir presque fatalement évoluer vers le néoplasme, soit par dégénérescence cancéreuse au niveau d'une fissure, soit par transformation épithéliomateuse *in situ* des éléments leucokératosiques. Il nous paraît donc rationnel de considérer la dégénérescence cancéreuse non pas comme un simple accident de la leucokératose (Trélat-Leloir), mais bien plutôt comme un stade ultime de celle-ci ».

Puis viennent les faits de Pilliet qui mettent, une fois de plus, en lumière les rapports étroits qui unissent l'un à l'autre leucoplasie et épithélioma, et enfin celui de Gaucher et Sergent, qu'en raison de sa portée, nous analyserons (1) ici même avec quelques détails :

A un faible grossissement, les coupes se distinguent par leur cutisation très accusée avec hyperkératinisation, l'épaississement de l'épithélium et du chorion muqueux, l'importance des saillies papillaires, la dissociation des plans musculaires superficiels, la cirrhose de la muqueuse.

L'étude de ces mêmes pièces avec de puissants grossissements est beaucoup plus instructive :

Le corps de Malpighi est irrégulièrement développé et présente un nombre de cytodiérèses bien plus nombreuses qu'à l'état normal ; les espaces, qui séparent

---

(1) Pour l'observation clinique, voyez page 80.

ces cellules les unes des autres, sont beaucoup plus larges que normalement, et on observe dans ceux-ci des leucocytes. Le stratum granulosum est représenté par deux ou trois couches de cellules bourrées de granulations d'éléidine. A celles-ci fait immédiatement suite le stratum corneum.

Tel est l'aspect des formations relevant du processus leucoplasique.

Mais, il convient en outre d'étudier d'autres lésions d'un genre différent : la démarcation entre les prolongements du corps de Malpighi et le derme est en nombre de points impossible par suite de la pénétration d'éléments embryonnaires qui se fusionnent plus ou moins avec les cellules dermiques et épidermiques ; en second lieu, en de nombreuses régions, la base du corps de Malpighi perd son orientation régulière, forme des tourbillons plus ou moins volumineux échancrant les corps papillaires et finit même par produire de véritables bourgeonnements profondément enclavés dans les papilles ; celles-ci peuvent être sectionnées dans toutes les directions par ces invaginations épithéliales qui les parcourent dans toute leur hauteur en les subdivisant en papilles filles, ou les divisent transversalement sur toute leur largeur ou sur une partie seulement, en se renflant à leur extrémité en tête de massue.

Ces différents caractères déposent déjà très nettement en faveur de la dégénérescence épithéliomateuse, mais ne suffisent pas à entraîner la conviction ; hâtons-nous d'ajouter que certains points en revanche ne permettent pas le moindre doute ; il existe « au sein même de l'épithélium, des globes épidermiques de la plus parfaite netteté. A leur niveau les cellules du corps muqueux s'aplatissent progressivement sur deux ou trois rangées, en même temps qu'elles s'orientent en couches concentriques de façon à former la zone périphérique du nodule ; en dedans de cette première zone, s'enroulent, sur deux ou trois rangées, des cellules losangiques remplies de granulations d'éléidine, et constituant une zone intermédiaire qui circonscrit un noyau central fortement coloré en jaune par l'acide picrique ; ce noyau central représente un véritable bulbe formé de lamelles cornées étroitement imbriquées.

Que sont ces figures, sinon des globes épidermiques du type le plus pur ? A côté de ces nodules d'épithélioma lobulé corné, formés par les trois couches principales de l'épithélium, on rencontre, de ci de là, des globes épidermiques incomplets, constitués seulement par une ou par deux de ces couches : tantôt les cellules du corps muqueux prennent seules part à leur formation, tantôt les cellules du corps muqueux et la couche cornée, tantôt la couche cornée seule ; la première et la deuxième de ces trois variétés ne se rencontrent que dans l'épaisseur même du corps de Malpighi, la troisième n'existe que dans la couche cornée du revêtement épithélial et représente le type de l'épithélioma perlé ».

Ces constatations sont suffisantes pour affirmer définitivement la dégénérescence épithéliomateuse de cette plaque de leucoplasie.

En d'autres termes, cette leucoplasie n'est autre chose qu'un papillome corné en voie d'évolution épithéliomateuse ; d'où ressort, en définitive, cette conclusion que toute plaque de leucoplasie, de par sa structure même, constitue une prédisposition inhérente à l'épithélioma, suivant la conception même du P[r] Le Dentu et de ses élèves Pettit, Pichevin et Cestan.

Dans le même sens également parle l'intéressante observation de Paul Petit, relative à une leucoplasie vulvaire, compliquée d'épithélioma ; non seulement l'auteur adopte les vues énoncées ci-dessus ; bien plus, il considère la dégénérescence cancéreuse comme fatale : *« de la leucokératose au cancer, il n'y a qu'un pas, si même la leucokératose n'est pas le premier degré même du cancer »*.

Si quelque hésitation subsistait encore, elle serait vraisemblablement dissipée par les observations de Hallé qui a établi, comme nous l'avons indiqué, que les processus leucoplasiques pouvaient s'étendre à la muqueuse urinaire ; nous citerons, entre plusieurs, le cas suivant, suffisamment démonstratif à lui seul, pensons-nous : la majeure partie de la muqueuse vésicale est hérissé de strates cornés ; l'examen histologique montre qu'il s'agit d'altérations leucoplasiques nettement caractérisées et, fait intéressant pour nous, au milieu des cellules épithéliales on observe des globes épidermiques, aux stades les plus variés, qui établissent ainsi une transition entre les éléments leucoplasiques et les éléments épithéliomateux.

De l'ensemble des faits anatomo-pathologiques se dégage définitivement la conception suivante : *il existe des rapports génétiques indéniables entre la leucoplasie et le cancer, de telle sorte qu'il convient de considérer la transfor-*

mation épithéliomateuse, non pas comme un accident, mais plutôt comme une phase évolutive ultime de la leucokératose, sans que, toutefois, cette dégénérescence soit absolument fatale (1).

---

(1) Rappelons ici, que dans le *Kraurosis vulvæ*, Pichevin et Pettit ont mis en évidence une dégénérescence cancéreuse comparable de telle sorte qu'on peut avoir aujourd'hui une conception d'ensemble sur ces altérations épithéliales et les considérer comme les stades initiaux des désorientations cellulaires qui, suivant la théorie soutenue par Fabre-Domergue, constituent l'essence même des épithéliomes (Arnoux).

CHAPITRE IV

Pronostic. — Traitement.

De l'ensemble des faits, tant cliniques qu'anatomo-pathologiques, il ressort que toute plaque leucoplasique peut aboutir à l'épithéliomatose ; par conséquent, toute plaque leucoplasique doit être l'objet des soins thérapeutiques les plus minutieux.

D'ailleurs, au point de vue pronostic, une considération doit intervenir : c'est la moindre malignité relative de l'épithélioma leucoplasique.

Avec son remarquable sens clinique, le Pr Tillaux avait pressenti, il y a plusieurs années déjà, cette vérité qu'il exprimait sous cette forme : « Il est une variété de cancroïde qui marche souvent avec plus de lenteur, c'est celle qui succède au psoriasis lingual » et le Pr Le Dentu confirmait en ces termes l'opinion de son collègue : « Chez un certain nombre de sujets, sinon dans la majorité, l'épithélioma nettement leucoplasique se montre un peu plus ou beaucoup plus bénin que l'épithélioma non leucoplasique par sa tendance moindre à la récidive après les opérations » ; à l'appui de cette assertion, on peut faire valoir la statistique suivante :

En additionnant les faits de Le Dentu à ceux de Cestan, on obtient un total de 54 épithéliomas leucoplasiques.

Or, sur ces 54 cas, 26 seulement, soit 47 pour 100, ont été suivis d'infection ganglionnaire.

Dans dix cas, l'opération n'a pas été pratiquée, soit qu'elle fût repoussée par le patient, soit qu'elle fût reconnue impossible. Vingt ont succombé rapidement malgré l'intervention chirurgicale ; sur les 21 guérisons, 6 doivent être écartées comme trop récentes ; les quinze autres donnent les chiffres ci-dessous.

1 guérison a duré	1 an et demi		
2	—	2 ans	
2	—	3 —	
1	—	5 —	
2	—	7 —	
1	—	8 —	
1	—	9 —	
2	—	11 —	(Le Dentu et Reclus)
1	—	13 —	(Le Dentu)
1	—	16 —	(Le Dentu)
1	—	17 —	(Reclus)

Ce qui donne comme durée moyenne des guérisons 3 ans 288 jours, c'est-à-dire une survie remarquablement prolongée comparativement à ce qu'on observe avec les autres épithéliomatoses.

Malgré ce correctif, le traitement de toute plaque leucoplasique doit être l'objet de soins assidus.

Tout d'abord, en raison de l'influence, accordée par la plupart des auteurs (1), à la syphilis sur la production

(1) Voyez sur ce point, notamment, le mémoire de Gaucher et Sergent, et surtout le suggestif travail de Barthélemy.

des plaques blanches, il faudra soumettre les syphilitiques à une hygiène rigoureuse. L'usage du tabac sera, sinon proscrit entièrement, tout au moins extrêmement modéré ; en tous cas l'emploi d'un porte-cigarettes très long est indiqué ; d'autre part, la propreté de la cavité buccale sera assurée au moyen de fréquents lavages buccaux avec des solutions alcalines ; enfin toute cause d'irritation (appareils prothétiques, chicots, etc...) sera rigoureusement supprimée.

Lorsque la leucoplasie est constituée, un traitement rigoureux s'impose, et le « médecin doit chercher à en obtenir non seulement l'atténuation mais la disparition radicale » (1) ; pour atteindre ce résultat, nous possédons plusieurs moyens que Gaucher et Sergent proposent de classer de la façon suivante :

A. Moyens hygiéniques ;
B. Médication interne ;
C. Médication locale.

A. **Moyens hygiéniques.** — Les prescriptions hygiéniques à appliquer ici sont celles précédemment indiquées ; mais elles doivent être observées ponctuellement ; le tabac doit être supprimé complètement ; les boissons alcooliques ainsi que les épices sévèrement proscrites.

B. **La médication interne.** — Celle-ci est presque toujours illusoire, mais dans certains cas la médication antisyphilitique pourra donner quelques résultats, no-

---

(1) Gaucher et Sergent. *Loc. cit.*

tamment différencier la leucoplasie vraie parasyphilitique de certaines lésions de nature syphilitique et d'aspect leucoplasique ; mais les guérisons ainsi obtenues seront l'exception ainsi que le font observer Besnier et Doyon : « Il en est, disent-ils, des leucokératoses chez les syphilitiques absolument comme des ataxies ; ce sera la minorité, la très faible minorité, qui bénéficiera du traitement antisyphilitique ».

A ce propos, n'oublions pas qu'en raison des rapports qui unissent la leucoplasie à l'épithélioma, l'iodure de potassium, très dangereux dans le cancer, sera proscrit et le traitement restreint à l'emploi des sels de mercure (le benzoate de mercure en injections sous-cutanées est spécialement recommandé par Gaucher).

C. **Médication locale.** — L'accord n'est pas encore complètement établi sur le traitement proprement dit de la plaque leucoplasique. Il est évident qu'au début, tout à fait, seuls des soins purement médicaux sont à mettre en œuvre ; à ce moment, le mieux à faire est de se conformer aux prescriptions du Dr Barthélemy ; il faut recommander aux malades « de pratiquer soigneusement l'hygiène buccale, de faire bien soigner leurs dents et leurs gencives, de supprimer le tabac, l'alcool et les irritations banales facilement évitables, telles que les mets trop chauds, trop froids, trop assaisonnés, etc... »

Le Dr Gaucher, un des représentants autorisés de l'école de Saint-Louis, a préconisé dans un article récent, publié avec la collaboration de Sergent, la thérapeutique suivante :

Lorsque la leucoplasie se réduit à une plaque ou même à plusieurs plaques microscopiqnement lisses, non fissurées, non papillomateuses, on pratiquera des attouchements quotidiens avec une solution aqueuse de bichromate de potasse à 1 pour 50 ; ce topique a l'avantage d'améliorer la leucoplasie, parfois même de la guérir radicalement, sans l'irriter (condition importante), si on a soin de badigeonner légèrement les parties malades, en évitant de les frictionner ; ce traitement doit être patiemment prolongé, pendant des années parfois, pour donner tous les résultats dont il est susceptible.

Si les lésions leucoplasiques deviennent papillomateuses, les cautérisations ignées peuvent rendre des services ; de même dans le cas où il se produit des fissurations ; dans ces deux dernières conditions. le bichromate, employé seul, est impuissant, néanmoins on peut en continuer l'usage sur les régions non fissurées.

Pendant toute la durée du traitement médical, à proprement parler, on doit prescrire des collutoires alcalins (borate de soude, chlorate de potasse, chlorate de magnésie).

Mais, conclut Gaucher, « la leucoplasie est une affection qui doit rester sous la surveillance étroite du médecin, seul juge de sa tendance vers la guérison ou la dégénérescence cancéreuse. La leucoplasie la plus simple cliniquement peut être déjà un épithélioma qui germe et qui nécessitera dans un avenir plus ou moins proche la cautérisation ignée ».

L'intervention chirurgicale est donc, en principe, reconnue indispensable par tous, et les dermatologistes, eux-mêmes, Gaucher et Barthélemy notamment, en proclament la nécessité ; mais, en général, les dermatologistes fondent d'assez grandes espérances sur le traitement médical, grâce auquel, dit Barthélemy : « on est presque assuré de voir la lésion leucoplasique s'arrêter et en tous cas ne pas se compliquer, rester presque indolente et compatible avec une longue et excellente santé » et ils ne mettent en œuvre, qu'à la dernière heure, les moyens radicaux.

Au contraire, aux yeux des chirurgiens la thérapeutique offre des chances de succès aléatoires et l'opération chirurgicale large comporte des indications autrement formelles et singulièrement précoces.

A ces deux manières de procéder correspondent deux conceptions différentes :

Les chirurgiens sont guidés par leur conviction en l'existence de rapports génétiques entre la leucoplasie et le cancer.

Un certain nombre de dermatologistes, au contraire, estiment que « si l'on fait le traitement local et général approprié la lésion reste ce qu'elle est sans aboutir fatalement à l'épithélioma » (Barthélemy) (1).

Certains chirurgiens même, estimant que les demi-mesures sont souvent plus nuisibles qu'utiles, tels les

---

(1) Assurément, cette division en deux camps opposés, représentés par les chirurgiens, d'une part, les dermatologistes, d'autre part, est un peu artificielle, car, on trouve des dermatologistes qui mériteraient d'être classés dans le camp des chirurgiens et vice versa ; néanmoins, nous ne voyons guère d'autre moyen d'exprimer les divergences qui séparent actuellement les praticiens, dermatologistes et chirurgiens.

grattages ou les cautérisations, recommandent des interventions radicales, relativement précoces.

C'est ainsi que Perrin (de Marseille) a obtenu de magnifiques succès, persistants, avec la décortication ignée pratiquée de très bonne heure.

Lorsque l'épithélioma est confirmé, point de doute ne peut exister sur la légitimité d'une opération largement pratiquée : l'ablation des tissus atteints (soit avec le bistouri, soit avec l'anse galvanique) doit être pratiquée rigoureusement. Cette méthode a donné au P^r Le Dentu les résultats remarquables exposés ci-dessus.

CONCLUSIONS

Des faits cliniques et anatomo-pathologiques précédemment exposés découlent les conclusions suivantes :

L'épithélioma doit être considéré, non pas simplement comme un accident mais comme une phase ultime de l'évolution de la leucoplasie, sans, toutefois, que cette dégénérescence soit inévitable. Par suite de la possibilité de cette redoutable éventualité, un traitement rigoureux s'impose :

1° Prévenir, dans la mesure du possible, l'apparition de la leucoplasie, ou tout au moins son extension, en supprimant, chez les syphilitiques, toutes les causes d'irritation (tabac, alcool, carie dentaire, chicots, appareils prothétiques, etc...).

2° Dès que la plaque est constituée, la soigner rigoureusement : abstention des causes d'irritation, antisepsie méticuleuse de la bouche, lavages avec des solutions alcalines (borate de soude, eau de Vichy, chlorate de potasse, chlorate de magnésie, attouchements au bichromate de potasse).

3° Surveiller attentivement l'évolution de la plaque leucoplasique et dès l'apparition de tout phénomène suspect recourir d'emblée aux procédés d'exérèse.

4° Enfin, dans le cas d'épithélioma confirmé, en pratiquer l'ablation largement et attaquer avec courage les récidives tant que l'état local et général du patient rend l'intervention rationnelle.

PIÈCES JUSTIFICATIVES

Observation I (inédite), communiquée par le Dr Barthelémy.

Le nommé Ch. C... vient consulter, pour la première fois, le Dr Barthélemy dans le courant de décembre 1880, pour une petite érosion qui ne guérissait pas.

Dans les antécédents, on note de l'arthritisme, de l'eczéma du cou ; une syphilis bénigne récente et enfin des plaques leucoplasiques linguales.

La syphilis est traitée après l'évolution du chancre par le protoiodure de mercure, avec périodes alternantes de traitement et de repos ; en même temps, l'état de la langue est l'objet de soins : défense de fumer, gargarismes au chlorate de potasse, pulvérisations émollientes, glycérine boratée ou collutoire, etc.

Le traitement antisyphilitique est prolongé jusqu'en 1883 ; au mois de décembre de cette année, Ch. C... se marie ; il a en 1884 un enfant à terme ; en 1888, un second qui meurt étranglé par le cordon, et enfin en 1891 un troisième qui, comme l'aîné, est bien constitué. En 1885, 1886 et 1887, le traitement antisyphilitique est repris.

Le 18 mars 1898, la leucoplasie buccale a augmenté, mais il existe au niveau d'une plaque un petit papillome qui éveille l'attention du Dr Barthélemy. L'excision en est pratiquée en mars 1899 et l'examen histologique, fait par le Dr Suchard, donne les résultats suivants :

Examen d'une tumeur de la langue enlevée par M. le Dr Barthélemy, le 1er mars 1899 (SUCHARD).

Examinée à l'état frais, après ablation, la tumeur forme une saillie nummulaire limitée par un bourrelet se continuant avec la muqueuse linguale. Cette saillie nummulaire arrondie a $0^m,02$ de diamètre et forme un relief de $0^m,002$ environ au niveau du bourrelet périphérique, de $0^m,003$ dans les points plus rapprochés du centre. La surface de la tumeur est irrégulière, bosselée, un peu bourgeonnante, fissurée au niveau de son centre.

La masse de la tumeur, examinée sur une surface de section, paraît constituée par un tissu blanchâtre, exsangue, envahissant le muscle lingual et mesurant $0^m,007$ d'épaisseur à sa partie moyenne. Il ne s'écoule pas de suc de la surface de section ; mais on en fait sortir facilement de petits grumeaux qui ne sont pas autre chose que des globes épidermiques. Le tissu du bourrelet périphérique a la même apparence que celui de la tumeur. Il est un peu plus ferme et se continue d'une part avec la tumeur, d'autre part avec la muqueuse linguale.

Après fixation et durcissement, les différentes parties de la tumeur sont examinées au microscope dans des préparations obtenues par coupes.

On constate alors que le tissu blanchâtre de la masse de nouvelle formation est constitué par des cellules épithéliales pavimenteuses groupées de manière à constituer des lobules s'anastomosant les uns avec les autres à leur périphérie. Au centre des lobules se trouvent des cellules arrivées au terme de leur évolution et disposées en couches concentriques pour former des globes. La plupart de ces globes ne sont pas entourés de cellules contenant des granulations d'éléidine : ce sont des globes muqueux. Quelques-uns, cependant, présentent à leur périphérie un stratum granulosum : ce sont des globes cornés.

Les lobules épithéliaux sont plongés dans un tissu embryonnaire contenant encore quelques fibres musculaires en dégénérescence vitreuse ; on remarque aussi dans ce tissu embryonnaire des capillaires, des artérioles, des veinules et des faisceaux nerveux que l'on reconnaît facilement.

Dans les portions profondes de la tumeur, on trouve, entre des faisceaux musculaires dont la striation est encore parfaitement nette, des lobules épithéliaux plus petits, isolés, entourés de tissu embryonnaire ou encore des amas de cellules embryonnaires non encore groupées sous forme de lobules qui sont néanmoins des noyaux métastatiques. L'un de ces noyaux est presque entamé par l'incision chirurgicale.

Si l'on considère, toujours dans ces préparations, le mode d'évolution du tissu de nouvelle formation, on voit que les boyaux et lobules épithéliaux portent des bourgeons interpapillaires qui s'allongent, se développent et s'anastomosent en formant les lobules du centre de la tumeur. Le bourrelet est constitué par des bourgeons interpapillaires très allongés qui forment la transition entre le revêtement épithélial des papilles et la tumeur proprement dite. En un point, ce bourrelet est entamé par l'incision chirurgicale.

Quant à la fissure du centre de la tumeur, elle est formée en un point où les lobules épithéliaux confluents forment une masse dans laquelle les cellules épithéliales éloignées des vaisseaux sont nécrosées et éliminées ou détachées par le frottement.

Il résulte de cet examen que le diagnostic anatomique de cette tumeur est le suivant : Epithélioma pavimenteux lobulé muqueux avec quelques lobules cornés.

Cette tumeur ne présente rien de particulier quant à sa structure.

Il est possible, pour ne pas dire probable, que des métastases de la tumeur existent encore dans la langue du malade, étant donné que l'incision chirurgicale a porté très près du bourrelet périphérique et du dernier noyau métastatique.

Observation II inédite communiquée par le Dr Barthélemy.

Le nommé V..., arthritique, alcoolique, grand fumeur, se présente vers la fin de 1893 à la consultation du Dr Barthélemy ; il est porteur d'une plaque leucoplasique blanche neigeuse, très épaisse, saillante, circonscrite mais bien limitée.

Le traitement local par les badigeonnages au bichromate de potasse est institué immédiatement ; en même temps, le malade fait des pulvérisations avec de l'eau de la Bourboule et de l'eau de Saint-Christau.

Le résultat est à peu près nul.

Le 14 juin 1898, le patient est soumis au traitement antisyphilitique ; mais le malade, étant sans cesse en voyage, n'est pas régulièrement suivi.

Vers la fin de 1898, la plaque leucoplasique commence à végéter, à se fissurer et l'opération est décidée en novembre 1899.

L'examen histologique pratiqué par le Dr Suchard montre qu'il s'agit d'une plaque leucoplasique transformée en épithélioma.

Observation III. — Weir.

Ce cas présente un intérêt exceptionnel, car il semble être le premier cas connu de leucoplasie vulvaire. Il est survenu chez une célibataire, maigre, d'aspect malheureux, âgée de 61 ans, qui fut admise à l'hôpital Saint-Luc en 1869, comme souffrant depuis bien des années d'un prurit intense de la vulve.

Elle dit avoir vu ses règles au plus tard à l'âge de 16 ans et que de nombreuses pertes l'ont éprouvée, affaiblie. Pour calmer ses douleurs elle avait usé d'opiacés d'abord en faible quantité. Mais actuellement elle consomme dix à onze grains de morphine par jour pour avoir un peu de repos. Ses souffrances étaient si pénibles qu'elle se résigna à subir une opération : on enleva à l'aide du bistouri et du galvanocautère, la muqueuse recouvrant la petite lèvre. Cette intervention ne procura à la malade qu'une rémission de courte durée.

A l'examen, la vulve est extrêmement sensible ; il existe un certain degré de vaginisme ; le spéculum permet de constater que les parties profondes sont saines mais que l'utérus est frappé d'atrophie sénile à partir de la fourchette et remontant au-dessus, il existait une plaque qui couvrait à peu près chacune des petites lèvres et s'étendait insensiblement sur toute la muqueuse normale. Cette plaque était longue, irrégulière, d'une couleur bleu perle et était couverte par une sécrétion consistante de même couleur qu'on pouvait enlever en partie, et qui était mince, disposée en petits îlots, tantôt réguliers, tantôt irréguliers; au-dessous de ces derniers les tissus sous-jacents paraissaient rouges. La grande lèvre adjacente était aussi légèrement entourée des mêmes productions. Ces plaques opaques, ou plutôt cette plaque (car elle était unique) était épaissie d'une manière appréciable et très sensible au toucher. Les papilles de la vulve en maints endroits étaient développées et proéminentes. On essaya sans succès une autre variété d'application locale et elle quitta l'hôpital, pour y revenir 8 mois après, en 1870, portant un épithélioma très caractérisé de la vulve qui fut enlevé dans la suite (en masse) par le Dr Gordon Buck.

Bien que le diagnostic d'ichthyose n'ait été porté que rétrospectivement, ses caractères étaient à ce moment si évidents que je crois légitime de raconter ici le cas.

A l'époque de la première opération qui fut pratiquée à la clinique du collège des médecins et des chirurgiens de New-York, le Dr Thomas observa une membrane épaisse semblable à du fromage couleur crème, de la grande lèvre. On ne pouvait entièrement l'enlever ni par nettoyage, ni par grattage. L'odeur en était repoussante. La grande lèvre n'était pas tuméfiée, bien qu'elle fût revêtue par des papilles proéminentes.

Le Dr Thomas donna à cette affection le nom de folliculite vulvaire, mais considéra ce fait comme rare. Il apprit sans étonnement qu'elle s'était transformée en épithélioma. La première relation de ce fait a été publiée dans l'*American Journal of Obstetrics,* en mai 1869.

Observation IV. — Saint-Philippe.

Je fus consulté, il y a quelques années, par une femme de 35 ans, qui se plaignait de vives démangeaisons du côté de la vulve. Ne pouvant l'examiner d'abord comme je l'aurais voulu, je fis un traitement au jugé. Plus tard, à l'examen qu'on me permit, je trouvais une affection superficielle de la muqueuse vulvaire donnant lieu à quelque sécrétion et surtout à des démangeaisons pénibles qui remontaient déjà à 15 ou 20 années. Il était fort difficile de dire, en présence de cette muqueuse soumise à un grattage répété, à quoi l'on avait affaire. Était-ce de l'eczéma ou du psoriasis ? Je me ralliai plutôt à cette dernière affection, vu la médiocre abondance de la sécrétion. Je ne fis pas tout d'abord grande attention à un petit point plus élevé que le reste de la surface malade, et j'associai des toniques variés à un traitement interne. Rien ne put débarrasser cette femme de ses démangeaisons.

Au bout de trois ou quatre mois, un nouvel examen me fit voir que la petite saillie s'était développée, qu'elle était devenue verruqueuse et d'une sensibilité exquise. Enfin, un mois après, l'affection me parut devenir un épithélioma vulvaire. L'excision en eût été facile ; mais m'attendant à une récidive de sa part, j'appelai en consultation mes collègues, MM. Poinsot et Lannelongue.

Le diagnostic porté fut celui d'une affection ancienne de la muqueuse ayant entraîné la production d'un épithélioma qui prenait l'aspect d'un papillome. Comme ce dernier était isolé sans aucune propagation ganglionnaire, et que l'utérus et le vagin étaient indemnes, il fut décidé qu'on conseillerait l'opération. Je la pratiquai en présence de mes collègues, avec le thermocautère et enlevai ainsi la petite tumeur située à la partie interne de la grande lèvre gauche. La plaie qui en résulta fut très difficile à guérir ; au bout de six mois, elle n'était pas encore cicatrisée. Elle n'était pas guérie, qu'une récidive survenait, non pas sur place, mais dans les ganglions de l'aine et plus loin dans le petit bassin. Trois ou quatre mois plus tard, la malade succombait dans une profonde cachexie, sans qu'on pût songer à intervenir, vu la généralisation du néoplasme.

Trois points ressortent de cette communication : 1° c'est un fait de plus à rapprocher de ceux déjà cités et qui s'ajouteront à l'histoire des affections cutanées se transformant en cancroïdes ; 2° c'est un nouveau cas d'épithélioma de la vulve, bien isolé, bien primitif ; 3° la récidive a été tellement rapide après l'opération, qu'on se demande si les tumeurs de ce genre ne sont pas de vrais noli me tangere.

Observation V. — Verneuil.

Il s'agissait d'un cancroïde de la vulve pour laquelle il pratiqua une opération. Il se rappelle que, depuis de longues années, cette femme âgée de plus de 50 ans avait des démangeaisons extrêmes et portait sur les deux grandes lèvres deux plaques de leucoplasie. Cette observation n'est pas mentionnée dans les revues, mais nous nous sommes autorisé à rappeler ce fait. La malade mourut quelque temps plus tard, d'une récidive de son cancer.

Observation VI. — Merklen.

Il s'agit d'une dame ayant atteint l'âge de la ménopause. M. Merklen fut appelé en consultation pour donner son opinion sur l'ablation d'un cancroïde de la vulve. Depuis de longues années, cette malade portait des plaques de leucoplasie, et c'était sur une de ces plaques que la production néoplasique avait eu lieu. L'extirpation en fut faite. Quelques mois après la malade voyait une récidive se faire dans les ganglions. Pour ce fait elle subissait une seconde opération, mais les progrès du mal étaient trop avancés, et peu de temps après elle mourait minée par la cachexie cancéreuse.

Observation VII. — Reclus.

Notre malade est une dame de 56 ans, qui fut traitée de 12 à 15 ans pour une « dartre vulvaire » dont elle ignore la nature.

C'est à 50 ans que survinrent des démangeaisons et une raideur, un épaississement du vestibule, pour lesquels elle consulta M. Besnier, puis elle se confia aux soins de M. Hardy et de mon collègue Raymond, qui me fit appeler ; voici l'état que présentaient les parties :

La petite lèvre droite tout entière était envahie par une tumeur ulcérée, saignante, et qui, à plusieurs reprises déjà, avait donné lieu à des hémorragies assez rebelles. L'épithélioma gagnait en profondeur la paroi vaginale, mais avait respecté en haut le clitoris et l'orifice urétral.

Les ganglions étaient sains ; mais aux limites du mal, on trouvait sur la muqueuse des taches blanches, mates et semblables à de la peau de gants de chevreau ; d'autres étaient luisantes, argentées ; leur surface était chagrinée, un peu rugueuse, et en certains points se détachaient des pellicules, des squames, des lambeaux nacrés semblables à ceux qu'on observe dans la leucoplasie buccale. La lésion était encore accessible et je l'extirpai dans sa totalité, le 8 décembre 1885 ; en quelques jours la guérison était complète.

Malheureusement, il restait encore sur le rebord de la muqueuse vaginale, qui remplace la petite lèvre extirpée avec le cancroïde, une plaque blanche, épaisse et rugueuse ; elle était très nette au mois d'août ; en octobre elle s'était accrue ; en décembre, un an après l'opération, elle se hérissait de quelques saillies douteuses et en mai, il n'y avait plus d'illusion à se faire ; une récidive avait lieu sous forme d'une petite tumeur, grosse au moins comme une framboise, et, comme elle, mamelonnée. Grâce à deux injections de cocaïne, j'ai pu extirper facilement et sans douleur, ce nouvel épithélioma, et à cette heure, dix-huit mois après ma première intervention, deux mois après ma deuxième, l'état local et général est excellent : il existe encore toutefois, en avant de la cicatrice, un léger reflet ardoisé ou bleuâtre qui n'est pas sans assombrir l'horizon.

Observation VIII. — Jouin.

La nommée Gaudin (Jeanne), domestique, âgée de 44 ans, entre dans le service de M. Péan, salle Sainte-Marthe, lit n° 3, le 31 mars de l'année 1881. Elle est venue, dit-elle, dans le service pour se faire opérer d'une tumeur qu'elle porte à la vulve et qui la fait souffrir depuis quelques jours. Nous procédons à l'examen de la région de la grande lèvre droite. A la partie interne et supérieure se montre tout d'abord une ulcération évidemment de nature épithéliomateuse, présentant la dimension d'une pièce de 2 francs, et reposant sur un fond boursouflé et saignant. La base de l'ulcère est indurée et cette induration s'étend au loin, rayonnant d'une façon assez irrégulière.

L'hypothèse d'une ulcération syphilitique ne saurait retenir longtemps. Mère de deux enfants bien portants, mariée à un paysan ayant toujours vécu à la campagne, la malade ne paraît jamais avoir été exposée aux dangers de la contagion. Jamais d'ailleurs elle n'a eu de maux de tête, ni de maux de gorge ; c'est, dit-elle, le premier bouton qu'elle voit apparaître sur son corps. Et puis l'ulcération existe depuis bientôt 6 mois. Rien donc ne permet de penser à un chancre, ni à aucun accident du même genre.

Ce n'est pas tout. Autour de l'ulcération cancéreuse que nous observons, des plaques blanchâtres, fendillées, présentant cet aspect gaufré qui caractérise le psoriasis buccal de M. Debove, s'étendent à 3 ou 4 centimètres, recouvrant la muqueuse sur tous les points où l'on sent de l'induration. En dedans, elles remontent sur la surface externe de la petite lèvre droite et arrivent jusqu'à son bord libre. En haut, elles atteignent presque la région du clitoris. Sur les points où la muqueuse est à nu, nous la trouvons rouge et framboisée ; ses papilles, enfin, sont évidemment hypertrophiées.

La malade, interrogée, nous dit que les plaques blanchâtres ont précédé de longtemps l'apparition de l'ulcère. Il y a plus de deux ans, au moment où nous l'observons, qu'elle en a constaté l'existence. Indolentes dans le principe, ou déterminant à peine quelques démangeaisons sans importance, elles sont demeurées insensibles et la palpation elle-même ne cause aucune sensation spéciale.

Il n'en est pas de même de l'épithélioma : d'abord peu douloureux, il est ensuite devenu le siège de cuissons assez vives. Aussi la malade, avertie d'ailleurs de la nature de la tumeur, en demande-t-elle instamment l'ablation.

Pas de ganglions dans les aines ; l'état général est demeuré excellent et n'a été en aucune façon modifié. Au point de vue étiologique, rien dans les antécédents qui permette d'expliquer le développement de cette affection ; les parents de la malade sont morts d'accidents ; ses deux enfants, comme nous l'avons déjà dit, jouissent d'une excellente santé.

L'opération est pratiquée le 2 avril par M. Péan, qui enlève au thermocautère Paquelin non seulement l'épithélioma, mais aussi toute la partie de la muqueuse envahie par les plaques.

Il n'y a pas d'hémorragie ; un pansement à l'acide phénique dilué est appliqué sur la région La malade va bien pendant les premières semaines, mais la cicatrisation tarde à se faire, on est obligé d'exciter le travail de réparation par des cautérisations au nitrate d'argent. Après six semaines, la cautérisation est presque complète. De ce jour, on remplace les pansements phéniqués par des lavages alcalins.

Enfin la malade quitte le service, absolument guérie, le 13 juin suivant. Nous lui recommandons, à son départ, de tenir la région dans le plus grand état de propreté et de continuer encore pendant longtemps les lavages alcalins recommandés, on le sait, par M. Debove, dans le cas de psoriasis buccal.

Observation IX. — E. Monod.

Mme C..., 51 ans, veuve, sans enfant, a ressenti il y a cinq ans, à l'époque de la ménopause, des démangeaisons rebelles et très pénibles aux organes génitaux, qu'elle accuse encore aujourd'hui ; il y a quatre ans, elle a subi une opération pour une ulcération de la base de la grande lèvre gauche.

A l'examen, le vestibule, les petites lèvres, le clitoris, la face interne des grandes lèvres sont parsemés de plaques leucoplasiques peu saillantes ; à gauche de la fourchette se trouve une surface ulcérée de la largeur d'une pièce de deux francs, rouge, lisse, sillonnée de fissures et offrant un semis de points jaunâtres, l'ulcération légèrement surélevée repose sur une base indurée et ressemble au premier abord à un chancre induré, la surface ulcérée qui occupe surtout la muqueuse vulvaire empiète légèrement sur la muqueuse vaginale, un certain nombre de plaques leucoplasiques se prolongent aussi sur la muqueuse vaginale. Pas d'engorgement ganglionnaire, col de l'utérus sain, molluscum de volume d'un pois sur la grande lèvre gauche, rougeur des parties génitales externes, humides et recouvertes de petites ulcérations en coup d'ongle causées par le grattage à la suite de prurit vulvaire. Diagnostic : épithélioma développé sur une plaque leucoplasique. L'ablation de cet épithélioma fut faite largement le 12 mai 1895 et voici le résultat de l'examen microscopique fait par le Dr Dubreuilh : épithélioma pavimenteux lobulé probablement d'origine épidermique, s'accroissant par sa propre prolifération et par la dégénérescence épithéliomateuse progressive de l'épiderme voisin.

Observation X. — Perrin.

Mme X..., âgée de 63 ans, vient me consulter, le 22 avril 1890, pour du prurit vulvaire datant de plusieurs années et s'accompagnant depuis quelques mois de douleurs vives devenues intolérables.

Voici en quelques mots l'histoire de Mme X.... Ses parents sont morts à un âge avancé, son père d'apoplexie cérébrale, sa mère était diabétique. Elle avait deux sœurs. L'une a été opérée d'un kyste de l'ovaire et est morte quelques années après, à 60 ans, d'une affection pulmonaire ; l'autre est morte à 62 ans, elle ignore de quelle maladie, mais c'était une affection abdominale, caractérisée par du gonflement et des douleurs dans le bas-ventre. Quant à elle, sa santé a toujours été bonne : elle est mère de deux filles bien portantes. Comme antécédents, elle a eu des douleurs articulaires à caractère rhumatoïde et des plaques d'eczéma nummulaire ;

elle n'a jamais eu de sucre ni d'albumine dans les urines, mais assez souvent de la gravelle urinaire ; jamais d'antécédents de syphilis. La ménopause s'est établie à 48 ans, sans accident, mais c'est depuis cette époque qu'elle a pris de l'embonpoint et qu'elle souffre de démangeaisons à la vulve. Le prurit vulvaire daterait donc d'une quinzaine d'années ; il revenait par poussées toujours plus violentes la nuit que le jour ; il a résisté à tous les traitements. Depuis sept à huit mois (septembre 1889), en dehors des démangeaisons, la malade ressent des douleurs vives et lancinantes, qui sont devenues intolérables après quelques cautérisations avec le nitrate d'argent.

L'examen de la vulve permet de constater immédiatement de la leucoplasie et une tumeur ulcérée siégeant sur la grande lèvre droite. Les plaques leucoplasiques siègent surtout du côté droit; elles s'étendent depuis la fourchette jusqu'au clitoris qu'elles dépassent pour gagner la partie supérieure de la petite lèvre gauche. La face interne de la grande lèvre droite, la petite lèvre du même côté sur ses deux faces, le clitoris, son capuchon et la partie supérieure de la petite lèvre gauche sont recouverts de plaques blanches, mates, opaques et lactescentes, semblables à de la peau de gant de chevreau. Ces plaques sont épaisses de 3 à 4 millimètres ; elles sont dures, lisses, résistantes, d'une sécheresse ligneuse caractéristique. Les petites lèvres, surtout à droite, sont déformées et rigides. Sur la face supérieure et interne de la grande lèvre droite existe une tumeur arrondie de la grosseur d'une noix ; elle repose sur une base dure, un peu élevée et mobile sur les parties profondes. Elle est le siège d'ulcération profonde ; c'est une perte de substance circulaire, ayant les dimensions d'une pièce de 2 francs, à fond rougeâtre mamelonné, creux et anfractueux ; les bords sont taillés à pic, durs, rugueux, parsemés de saillies bourgeonnantes. Le méat urinaire, le vagin, l'utérus sont absolument sains : il n'y a aucun trouble de la miction, les urines sont normales, il n'y a aucun écoulement vaginal. Dans la région inguinale droite, on trouve une tumeur ganglionnaire formée par un gros ganglion indolent accompagné de deux autres plus petits. Rien à gauche.

L'état général de la malade est excellent, elle n'a pas maigri, mais la marche est pénible, les douleurs sont très vives, à caractère lancinant.

Le 5 mai 1890, après chloroformisation, M. le Pr Ollier pratique au niveau de la vulve avec le thermocautère l'excision de la tumeur épithéliomateuse, puis l'ablation complète de toutes les plaques blanches : le clitoris, la petite lèvre droite dans sa totalité, la petite lèvre gauche dans sa moitié supérieure sont disséquées et enlevées ; c'est une décortication complète et absolue de toute la muqueuse atteinte de leucoplasie. Des ligatures au catgut sont placées sur tous les vaisseaux sectionnés.

Au niveau de la région inguinale droite, après une nouvelle désinfection du champ opératoire et des mains, avec des instruments qui n'ont pas servi pour la première partie de l'opération, une incision est faite le long du pli inguinal et les ganglions sont enlevés avec tout le tissu cellulo-graisseux qui les entoure. En incisant le plus gros ganglion on voit qu'il est ramolli et dégénéré au centre ; les autres sont petits et durs.

Les suites de l'opération furent des plus simples ; la réunion par première intention est obtenue pour la plaie inguinale ; du côté de la vulve, pansement avec la poudre d'iodoforme ; sonde à demeure qui est très bien tolérée par la vessie pendant vingt-deux jours ; cicatrisation complète le 18 juin, état général excellent.

Au mois d'octobre, c'est-à-dire cinq mois après l'opération, on constate l'apparition de ganglions indurés dans la région inguinale ; à la vulve, aucune trace de récidive.

Toute nouvelle intervention est refusée et la malade se soumet à des injections interstitielles de liqueur de Van Swieten dans la tumeur inguinale. Celle-ci augmente rapidement et quand un mois après ces injections, nous revoyons la malade, nous constatons une masse ganglionnaire énorme avec plusieurs ganglions ramollis. Des ulcérations ne tardent pas à se produire, le stylet pénètre de 5 à 6 centimètres dans deux ou trois trajets fistuleux à direction interne, donnant lieu à un écoulement sanieux, noirâtre. Dans la région inguinale gauche s'est développée une tumeur dure, mamelonnée, de la grosseur du poing. Les lésions continuent à marcher rapidement; les douleurs sont vives et ne peuvent être calmées que par des injections de morphine; l'amaigrissement fait tous les jours des progrès. En janvier, on constate à droite une tumeur énorme, bosselée, étendue transversalement de l'épine iliaque antéro-inférieure à la région pubienne, adhérente aux parties profondes et remplissant la fosse iliaque; au niveau du pli inguinal de nombreuses ulcérations et des orifices fistuleux. A la partie supérieure de la cuisse, dans le triangle de Scarpa, un paquet de ganglions forme une grosseur dure, marronnée, mobile, mais comprimant le paquet vasculo-nerveux et déterminant de l'œdème de tout le membre et des douleurs jusqu'à la malléole. Enfin sur les téguments de la partie inférieure de l'abdomen et sur le mont de Vénus, ont apparut une vingtaine de petites nodosités, dures, du volume d'un pois, qui augmentent progressivement; à leur niveau, la peau devient violacée et il se forme des ulcérations à bords durs et éversés. La cicatrice de la vulve est lisse et souple et indemne de récidive: de même du côté du vagin et de l'utérus, il n'y a aucune production néoplasique. La mort est hâtée par des hémorragies répétées qui se font au niveau des ulcérations ganglionnaires et des tumeurs cancéreuses cutanées; une dernière hémorragie très abondante, survenue pendant le sommeil, a eu lieu le 16 février suivie d'un état syncopal. La malade meurt le lèndemain.

Examen histologique. — Multiplication énorme des cellules de la couche cornée au niveau de la plaque de leucoplasie. Leur coloration est très vive en ce point. Destruction des papilles à ce même niveau et épithélioma des plus caractéristiques avec nombreux globes épidermiques.

Observation XI. — Pichevin et Aug. Pettit

La nommée P..., 68 ans, a perdu son père « d'une maladie des parties », affection qui a été longue et s'est accompagnée d'œdème des jambes. Elle a toujours été bien portante et n'a été alitée que pour une varicelle, pendant son enfance, et pour une fausse couche. Le début de la menstruation s'est fait à 12 ans et demi. Les règles duraient 7 à 8 jours et étaient assez abondantes. Elles revenaient à date fixe et ne s'accompagnaient pas de douleurs.

P... s'est mariée à 17 ans et a eu 13 enfants et une fausse couche. On peut dire d'une façon générale que ses grossesses ont été bonnes, ses accouchements normaux et ses suites de couches simples. Cependant à son cinquième accouchement elle a eu quelques accidents (?) de peu d'importance, mais qui ont nécessité un séjour au lit de 8 jours. La fausse couche a eu lieu sans cause appréciable entre le 8e et le 9e accouchement.

La ménopause s'est établie à 48 ans.

Cette femme, qui n'avait qu'une leucorrhée légère et intermittente, s'est aperçue, en 1891, qu'elle perdait par le vagin un liquide blanc jaunâtre. En même temps elle se sentait un peu faible et avait quelques troubles digestifs, « lourdeur d'estomac, pesanteur, après les repas ». Elle ne souffrait pas du ventre et n'avait aucune démangeaison.

Elle vint nous consulter en 1891, à cause de ses pertes blanc jaunâtre. (L'état général était parfaitement conservé.) Voici les résultats de l'examen local : déchirure périnéale, léger degré de cystocèle, colpocèle postérieure assez marquée. Col petit, manifestement en voie de régression sénile. Utérus en position moyenne ; corps un peu volumineux par rapport au col. Culs-de-sac latéraux libres. Rien aux annexes. Mais le cul-de-sac postérieur du vagin est moins souple et moins profond qu'à l'état normal. Au niveau de l'insertion vaginale, en arrière du col, les tissus semblent être légèrement indurés. Mais ces sensations ne sont pas assez nettes pour qu'on puisse rien affirmer.

Au spéculum on voit sur la muqueuse vaginale qui revêt le cul-de-sac postérieur deux petites plaques opalines, blanchâtres, de la largeur d'une pièce d'argent de 0 fr. 20 environ, ne faisant pas de saillie appréciable. En aucune part, il n'existe d'exulcération et au point précis où on sent l'induration, c'est-à-dire au niveau de l'insertion vaginale, on ne voit rien de suspect.

Déjà le soupçon de dégénérescence épithéliomateuse des plaques de leucokératose est entré dans notre esprit et la malade à laquelle on ordonne des injections boriquées est invitée à venir régulièrement à la consultation.

Pendant 2 ou 3 mois les plaques restent stationnaires et les sensations que donnait le cul-de sac postérieur demeurent exactement les mêmes.

La malade reste 3 à 4 ans sans revenir à la consultation.

Elle vient nous voir en 1895, parce qu'elle perdait une certaine quantité de liquide muco-purulent et que parfois sa chemise était légèrement tachée en rouge.

Elle ne souffrait pas. Elle était plus faible qu'anciennement. Cependant, elle continuait à faire son ménage et à vaquer à ses affaires. L'appétit laissait à désirer et les digestions se faisaient lentement.

Le toucher permettait de constater une atrophie extrême du col. Au fond d'un cul-de-sac rétréci circulairement on sentait un orifice entouré d'une zone dure qui représentait le museau de tanche.

L'induration du cul-de-sac postérieur n'était plus douteuse. Il existait un épaississement très net de la paroi vaginale sur une assez large étendue. La surface de la muqueuse n'était ni lisse, ni régulière. Elle était recouverte de petites aspérités. La muqueuse vaginale du cul-de-sac antérieur n'était pas normale ; quoique les altérations fussent moins avancées que celles relevées en arrière du col. Il y avait surtout en avant de l'utérus un défaut de souplesse qui contrastait avec les sensations perçues sur les parties latérales du vagin.

En écartant les parties vaginales avec des valves, on apercevait des plaques opalines disséminées de préférence sur la muqueuse du cul-de-sac vaginal postérieur, les unes ressemblant à une surface muqueuse légèrement touchée avec un crayon de nitrate d'argent, les autres brillantes, avec des reflets nacrés ; d'autres plus blanches et plus épaisses.

Ces plaques leucoplasiques reposaient en majeure partie sur un fond induré formé par le cul-de-sac postérieur. En certains points il y avait des exulcérations de la muqueuse qui saignait facilement au contact des instruments.

En avant les lésions étaient moins avancées et s'étendaient sur les deux tiers postérieurs de la cloison vésico-vaginale. La zone, qui correspondait aux lésions, était bordée par une ligne festonnée, saillante, qui marquait nettement la limite du tissu vaginal, souple, normal vis-à-vis des tissus dégénérés et épaissis. La muqueuse rouge, inégale, framboisée sur toute cette surface, est privée de son épithélium. Çà et là sont semées quelques petites taches opalescentes, lisses sans saillie.

Il n'existe pas de leucokératose vulvaire.

Le liquide muco-purulent qui salit le linge de la malade provient et de la cavité utérine et du vagin. Quelques lavages intra-utérins tarissent ces écoulements.

La malade est en outre soumise à des injections tantôt à l'acide borique, tantôt avec du gros sel de cuisine. Des préparations arsenicales, du quinquina, etc., sont tour à tour administrées.

On enlève sur différentes plaques leucoplasiques des portions de tissus, qui sont fixés immédiatement, en vue de l'étude histologique qui met en évidence la dégénérescence cancéreuse (voyez ci-dessus p. 34).

La malade est revue en juillet 1897. L'état général est satisfaisant. Cette femme vaque à ses affaires. Elle se trouve un peu affaiblie, son appétit est languissant, mais somme toute, elle va bien et ne souffre pas du tout. L'état local est resté absolument le même depuis 2 ans et s'il y a un changement c'est plutôt une amélioration du côté des lésions de la cloison vésico-vaginale. Une épidermisation incomplète mais réelle, a remplacé l'exulcération constatée précédemment.

La muqueuse vaginale sécrète modérément, et la malade, grâce à ses injections vaginales, n'est pas incommodée par les écoulements discrets qui se font encore par la vulve.

Les ganglions inguinaux ne sont pas atteints.

Observation XII. — Paul Petit.

Mme M..., 83 ans, souffre de prurit vulvaire depuis environ 5 ans. Depuis 15 mois, aux démangeaisons se sont ajoutées des douleurs lancinantes qui ont été s'accentuant.

A été traitée par des pommades diverses.

Examinée par moi le 9 novembre 1898. — Plaque très nette de leucoplasie siégeant au niveau du quart antéro-latéral gauche de la vulve, sur les 2 versants de la grande lèvre et la face externe de la petite jusqu'à un demi-centimètre de son bord libre, mordant sur le capuchon clitoridien. Cette plaque, de la dimension d'une pièce de 5 francs environ, ovalaire, légèrement surélevée, parfaitement lisse, en partie opaline, en partie d'un blanc mat, donne au doigt la sensation du cuir épais. A la limite du capuchon existent trois fissurettes à peine visibles, en coups d'ongle d'enfant : deux d'entre elles sont planes, la troisième est surmontée de deux bourgeons minuscules gros comme des grains de millet.

Pas de trace dans l'aine de ganglions hypertrophiés. La malade ne paraît pas avoir eu la syphilis. J'avoue, cependant, n'avoir pas recherché les stigmates de la grande diathèse avec la rigueur qu'apporte à cet examen l'école de Saint-Louis.

Le 11 novembre 1898, j'enlève la plaque leucoplasique en passant à bonne distance de son pourtour et en pénétrant dans le sac dartoïque, au milieu d'un tissu qui a la consistance du lard et résiste au bistouri. Réunion par première intention. A gauche de la fissure et jusqu'à ses limites mêmes l'hyperkératose se présente à l'état pur. Les papilles du derme sont peu nombreuses et à peu près effacées. Les cellules de la couche génératrice de l'épiderme ne sont pas régulièrement implantées sur la membrane basale et perpendiculairement à cette membrane, comme dans la peau normale, sauf cependant en quelques points, et se trouvent dissociées par les cellules migratrices qui infiltrent le derme sous-jacent. Le corps muqueux est considérablement hypertrophié, sauf aux approches immédiates de la fissure. Le stratum granulosum compte de 3 à 5, et même, en un point, 10 rangées de cellules à éléidine. Il en résulte, en ce point, la formation d'un petit mamelon de cellules granuleuses, au-dessus duquel se voient quelques cellules à noyaux effacés représentant le stratum lucidum qui, par ailleurs, n'est guère apparent. J'insiste sur ce point, à savoir que, de ce côté gauche de la figure, le stratum granulosum se prolonge jusque sur les bords mêmes de la fissure. La couche cornée est modérément épaissie.

A droite de la fissure il en est tout autrement. Les papilles du derme sont à peu près nivelées et de la couche basale du revêtement se détachent des bourgeons épithéliomateux qui s'enfoncent dans le derme. On a seulement figuré celui d'entre eux qui était le plus voisin de la perte de substance. Mais la coupe histologique en porte plusieurs autres, plus excentriques et au-dessous desquels se voient, dans la profondeur du derme, des lobules de même nature. Toujours de ce même côté et au-dessus de cette couche génératrice bourgeonnante, le lac du corps muqueux, trois fois moins épais que du côté gauche, est constitué par des cellules déformées à noyaux altérés ou peu apparents.

Le stratum granulosum est réduit à deux couches de cellules aplaties, atrophiées ; au voisinage immédiat de la fissure l'éléidine n'y est même plus qu'à l'état de vestige et l'on trouve au-dessus d'elles, jusqu'à la surface, des cellules aplaties, mais nettement nucléées, indice certain d'absence de kératinisation.

Le derme est sclérosé et infiltré de cellules embryonnaires, diffuses ou agglomérées, beaucoup plus abondantes autour des lobules épithéliomateuses.

Ne sommes-nous pas autorisés à conclure d'un pareil examen qu'il s'agit de la forme d'épithéliomisation à début fissuraire de Leloir ? N'avons-nous pas, en effet, sous les yeux, les quatre étapes qu'il a décrites : 1° leucoplasie avec hyperkératinisation ; — 2° fissuration ; — 3° lésions irritatives avec dékératinisation ; — 4° enfin épithéliomisation des régions dékératinisées.

Observation XIII. — Escat.

Chez deux jeunes gens de 22 et 21 ans, de constitution très vigoureuse, sans lésions et sans antécédents inflammatoires urinaires, j'avais porté le diagnostic de papillomes vésicaux, l'un avait des hématuries vésicales spontanées depuis 4 ans avec alternatives d'urines limpides; la capacité vésicale, cependant, ne dépassait pas 80 grammes et la cystoscopie, pleine de difficultés, resta sans résultats positifs, la réplétion vésicale était impossible sous le chloroforme, malgré l'absence de cystite. L'autre malade, de race égyptienne, urinait du sang depuis 8 ans; mais, depuis un an seulement, l'hématurie est abondante avec caillots, il y a des alternatives d'urines non purulentes, des bactériuriques fétides et d'urines sanglantes. La capacité vésicale était normale ; la cystoscopie, très facile, montra des masses papillaires mamelonnées sessiles avec reflets nacrés et resplendissants comme dans la cystite leucoplasique, une ulcération siégeait autour de l'urètre gauche, la partie de la vessie non dégénérée avait un aspect sain sans cystite.

Je crus à des masses papillaires néoplasiques non silleuses, non pédiculées. L'état général des deux malades était excellent. La taille démontra chez le premier une dégénérescence verruqueuse de la moitié gauche de la muqueuse vésicale, le bas-fond et le col sont pris, le doigt a la sensation d'un semis de grains de plomb sur un derme fibreux et comme cicatriciel. Au niveau du col, petites masses épithéliales friables où l'examen microscopique ne décèle pas l'organisation du papillome ; la moitié droite de la vessie est saine et extensible, la vessie est petite, la portion atteinte ayant perdu son extensibilité.

Chez l'égyptien, l'ouverture de la vessie montra un semis de granulations leucoplasiques sur toute la surface vésicale, à côté de grandes plaques leucoplasiques nacrées. Entre ces lésions, la muqueuse est saine, la moitié droite du trigone également, la paroi est souple, la vessie est très vaste, il n'y a pas de sclérose envahissante comme chez le premier malade. L'absence de toute lésion inflammatoire primitive et de toute affection organique autre que la leucoplasie prouve que cette dernière a été la lésion primitive et unique. Elle a évolué ici sans cystite. Le terme de cystite verruqueuse, comme celui de cystite leucoplasique, doit être rejeté pour ces deux cas.

Il semble qu'à côté des leucoplasies urinaires secondaires à une inflammation quelconque de la vessie, leucoplasies dont Hallé a fait une étude désormais classique et dont il a montré l'évolution vers le globe épidermique et l'épithélioma, il existe une dégénérescence leucoplasique de la muqueuse vésicale primitive dont l'étiologie reste obscure, qui produit la plaque leucoplasique, les granulations verruqueuses, l'infiltration dermique, les végétations friables et la fissuration ulcérative et les hémorragies.

L'escarrification ignée, très profonde, par le thermocautère et le drainage hypogastrique prolongé m'a paru le seul traitement de ces lésions que la curette n'a pu entamer. Mes deux malades, opérés depuis peu, vont bien, mais je n'espère pas le résultat complet obtenu ordinairement dans les cystites devenues leucoplasiques et quant à l'épithélioma, il reste toujours possible.

Observation XIV. — Le Dentu.

Leucoplasie, caractérisée par une hyperkératinisation accusée, une hypertrophie de la couche à éléidine et un épaississement du derme. A mesure qu'on se rapproche des portions centrales, les lésions leucokératosiques s'effacent pour faire place à celles du cancer. Les papilles s'effacent ; l'infiltration embryonnaire s'accentue ; l'hyperkératinisation et l'éléidine disparaissent, tandis que se montre un épithélioma véritable à lobes cornés (1).

Observation XV. — Hallé.

San..., 39 ans, coiffeur, entre le 3 janvier à la salle Velpeau, lit n° 4. Pas d'antécédents scrofuleux ; incontinence d'urine jusqu'à l'âge de 4 ans. A 22 ans, une cystite bien caractérisée ; depuis un an, ces symptômes se sont accentués. A son entrée à l'hôpital est diagnostiqué une cystite et un uretéro-pyélite chronique. Le malade,

(1) La plus concluante des observations du Pr Le Dentu a été relatée au chapitre III ; nous avons jugé inutile de la reproduire ici.

traité par des instillations de nitrate d'argent pendant 2 mois, quitte le service en avril pour séjourner à la campagne.

Il rentre en juillet aussi gravement atteint. Mictions très douloureuses toutes les dix minutes. Les urines, très purulentes, presque toujours teintées de sang. Douleurs rénales presque continues avec fréquentes crises néphrétiques. L'examen local de l'urètre et de la vessie rendu impossible par le ténesme incessant. Quelques râles sous-crépitants au sommet du poumon droit.

Malgré le résultat négatif de la recherche du bacille tuberculeux, on penche vers le diagnostic de tuberculose urinaire. Le malade supportant mal les instillations de sublimé, elles sont prises à intervalles irréguliers, puis abandonnées. Le 5 décembre, le curettage de la vessie est pratiqué, par une boutonnière périnéale, avec dilatation de l'urètre postérieure. La vessie saigne abondamment pendant le lavage préalable ; curettage modéré des deux parois inférieure et supérieure de la vessie ; cessation de l'hémorragie ; sonde de Pezzer.

L'opération a fait cesser les douleurs et les urines sont moins sales.

Pas de réaction fébrile jusqu'au 11 décembre où la température monte à 39°, avec une crise de douleur rénale. Le malade s'affaiblit et meurt le 19 décembre.

A l'autopsie, l'urètre antérieur est sain. Dans l'urètre postérieur, à la paroi inférieure, se voit l'orifice large, longitudinal, de la fistule périnéale récente : le trajet est bourgeonnant, sans revêtement épithélial.

La prostate et les vésicules saines. La vessie très petite, ses parois épaissies de 7 à 10 millimètres d'épaisseur sur une coupe fraîche. La face interne est d'une coloration générale rouge violacé, noirâtre, très sombre. Sur ce fond se détachent nettement des plaques multiples de 1 à 2 centimètres d'étendue, disséminées sur les parois antérieures et latérales. Le bas-fond et la plus grande partie de la paroi postérieure sont revêtus par une plaque unique très étendue. Ces plaques d'aspect membraneux, légèrement saillantes et surélevées sont d'un blanc gris verdâtre, à bords nets, légèrement soulevés ; assez adhérentes à la paroi vésicale, dont on peut les décoller cependant. Leur surface libre est légèrement granuleuse, finement plissée, dure au toucher : leur épaisseur varie de un demi à 1 millimètre. Sur la pièce fixée dans l'alcool, ces membranes s'indurent, deviennent rigides au toucher, d'un blanc mat et prennent un aspect vraiment épidermique. Le reste de la muqueuse souple, sans ulcération manifeste, présente un aspect légèrement chagriné.

Les embouchures des uretères s'ouvrent au fond de deux petites dépressions symétriques et sont là légèrement dilatées. Pas de péricystite.

L'uretère droit se présente comme un cordon rectiligne du volume du petit doigt, légèrement adhérent au tissu cellulaire périphérique. A la coupe, épaississement fibreux très considérable des parois : le calibre est fort petit, rétréci, peu dilatable, perméable cependant, car il admet dans toute sa longueur une fine sonde cannelée.

La face interne de l'uretère présente dans toute son étendue l'aspect typique de la leucoplasie. Le bassinet droit présente exactement l'aspect de la muqueuse vésicale.

Le rein, atrophié, dur et bosselé à sa surface externe : il y a légère périnéphrite fibro-adipeuse adhésive ; le tissu rénal très réduit, d'épaisseur inégale, induré partout, sans lésions tuberculeuses.

L'uretère gauche présente des lésions semblables à celles de l'uretère droit. La cavité du conduit est remplie de lamelles épidermiques détachées, nageant dans une sorte de bouillie caséeuse blanchâtre, semblable au contenu des kystes sébacés ou dermoïdes ; il en résulte un aspect quasi-ulcéreux.

Le bassinet et les calices très dilatés revêtus sur presque toute leur surface d'une membrane leucoplasique qui présente les mêmes caractères que dans l'uretère.

Le rein est plus volumineux que celui du côté opposé bosselé à sa surface.

Au hile du rein droit et gauche, on trouve des ganglions lymphatiques hypertrophiés, arrondis, durs, un peu adhérents au tissu, adhérents au tissu cellulaire voisin, blancs, lisses à la coupe.

Les autres viscères abdominaux sont sains. Les poumons très emphysémateux montrent à leur sommet des cicatrices fibreuses et d'anciennes granulations cutanées enkystées.

Les coupes d'ensemble étendues ont été faites par congélation sur des pièces fixées à l'alcool, des coupes fines montées à la paraffine.

Les lésions de la muqueuse sont identiques dans tous les segments de l'appareil urinaire, aussi nettes dans la vessie que dans les voies supérieures.

Le derme de la muqueuse et la couche sous-muqueuse sont le siège de lésions inflammatoires anciennes, scléreuses, très prononcées. Il y a épaississement et fusion de ces deux couches en une nappe conjonctive dense avec disparition complète de la sous-muqueuse, normalement lâche, élastique et comme séreuse. Les lésions se propagent dans la couche musculaire et dans la couche cellulaire externe.

Dans le derme muqueux existe un réseau de gros vaisseaux dilatés à parois épaisses et des îlots d'infiltration embryonnaire étendus, traces de poussées inflammatoires récentes. A sa surface, ce derme enflammé et vascularisé bourgeonne en papilles de tissu embryonnaire, avec des anses capillaires dilatées, gorgées de sang et renflées à leur extrémité ; papilles saillantes, presque régulières par places, et pénétrant la face profonde du revêtement épithélial. Celui-ci, fort épais, présente tous les caractères d'un revêtement épidermique. La couche basale profonde est formée de deux à trois rangs de cellules cylindriques basses et cubiques à gros noyaux fortement colorés ; au-dessus s'étage une couche malpighienne, épaisse, formée de nombreuses rangées de cellules polygonales, granuleuses, à noyau bien net, à bords nettement dentés par des filaments d'unions manifestes ; plus haut, vers la surface, couche granuleuse de cellules déjà aplaties avec évidentes granulations d'éléidine, et stratum lucidum peu distinct. Tout à la surface, épaisse couche cornée formée de cellules plates minces, à corps clair avec un petit noyau peu distinct, fusionnées par places en lames homogènes épaisses : les plus superficielles sont en voie de desquamation, soulevées, dissociées et tuméfiées par macération. Ces caractères généraux essentiels se retrouvent avec de légères variantes, portant sur l'épaisseur des diverses couches, partout où le revêtement leucoplasique est intact et complet.

Comme particularité intéressante, l'aspect que présentent les couches épidermiques profondes au niveau des dépressions interpapillaires. Quand les papilles sont saillantes et peu espacées on voit entre elles s'avancer, dans le derme, un gros bourgeon épithélial arrondi, nettement limité, dont les cellules présentent, de la périphérie au centre, une sorte d'évolution épidermique : petites, granuleuses, fortement colorées à la périphérie, les cellules deviennent polygonales claires, à petit noyau, aplaties même, au centre du bourgeon : en certains points, ces amas épithéliaux ont véritablement l'aspect d'un globe épidermique rudimentaire. A la périphérie des plaques leucoplasiques, les lésions de la muqueuse sont très prononcées : il n'y a plus d'épithélium, mais le derme et la couche sous-muqueuse présentent les mêmes altérations inflammatoires que sous le revêtement épidermique plus accentuées encore : tuméfaction, formation de papilles, énorme vascularisation, accumulation considérable d'éléments embryonnaires, vers la surface libre. En certains points, ces nappes de petites cellules rondes ont un aspect spécial ; les éléments sont indistincts, non colorables, fusionnés en une plaque de dégénérescence hyaline et granuleuse, d'aspect nécrotique. Sous ces plaques, il existe toujours des hémorragies interstitielles étendues dans le tissu conjonctif de la muqueuse. Il semble qu'il y ait eu là, après la chute de l'épiderme néoformé peut-être, une inflammation suraiguë, hémorragique et gangreneuse. Signalons les quelques variétés locales de ces lésions.

Les altérations inflammatoires anciennes sont à leur maximum dans la vessie, il y a cystite interstitielle scléreuse totale avec lésions avancées des faisceaux musculaires. Là, seulement, se voient les zones de dégénérescence nécrotique.

Dans les uretères, pour des lésions épithéliales identiques, l'inflammation sous-muqueuse est moins accentuée ; la vascularisation est moindre, les papilles sont moins saillantes, l'infiltration embryonnaire très discrète ; il n'y a pas d'hémorragies interstitielles ; la couche musculaire est à peine envahie.

Par contre, la tendance proliférante et desquamative du nouveau revêtement est très accentuée.

Dans la profondeur c'est, en certains points, un véritable réseau de bourgeons épithéliaux anastomosés s'enfonçant dans le derme, toujours nettement limités d'ailleurs, à évolution épidermique centripète régulière.

A la surface libre, se fait une énorme desquamation cholestéatomateuse. Au-dessus de la zone à éléidine qui limite l'épithélium actif, s'amasse une couche très épaisse de cellules plates cornées fusionnées en nappes homogènes, fortement colorées en jaune par le picro-carmin. Au milieu de ces stratifications cornées, on voit parfois inclus des lits de cellules granuleuses à éléidine qui donnent à la coupe de l'épiderme un aspect très particulier. Les lamelles épidermiques détachées forment dans la cavité de l'uretère des grumeaux irréguliers et volumineux, encore adhérents par place à la paroi ; la couche cornée desquamante dépasse de beaucoup l'épaisseur des autres couches épidermiques réunies.

Mêmes lésions dans les bassinets avec formations papillaires bien développées ; lésions inflammatoires accentuées du derme ; revêtement épidermique d'épaisseur moyenne.

Les ganglions du hile présentent à l'examen histologique des lésions importantes : ce sont surtout des lésions inflammatoires, simples, hypertrophiques ; en certains points, cependant, au milieu de cellules rondes lymphatiques, existent des îlots de cellules plus grandes, polymorphes, nucléées, chargées de granulations brillantes et pigmentaires qui témoignent d'un envahissement néoplasique épithélial à son début.

Observation XVI. — Cestan.

Individu présentant des plaques leucoplasiques depuis 40 ans ;

brusquement, à la suite de la chute d'une plaque cornée, une ulcération fait son apparition et détermine l'ablation de celle-ci, ainsi que de deux petits ganglions sous-maxillaires.

Sur des coupes intéressant toute la largeur de la pièce, voici ce qu'on observe. A un faible grossissement, deux faits attirent l'attention : l'hyperkératinisation des couches superficielles de l'épiderme, l'irrégularité des prolongements interpapillaires. Toutes les couches épidermiques situées au-dessus de la couche à éléidine sont transformées en une série de strates kératinisées, parsemées de noyaux d'autant plus altérés qu'on se rapproche davantage de la superficie ; l'ensemble de ces formations a une hauteur de 100-120 μ.

Il existe une couche à éléidine, formée de grosses cellules polygonales mesurant 30 à 35 μ de longueur et disposées sur 4 ou 5 rangs, parfois même un plus grand nombre. Dans ces derniers éléments, le noyau est toujours plus ou moins altéré et, dans les plus âgés, on ne peut plus même retrouver les traces de celui-ci. En revanche, le protoplasma est rempli de granulations fixant énergiquement les teintures nucléaires, indice de leur nature ; ce sont des gouttelettes d'éléidine. Les papilles ont perdu leur régularité normale. L'épiderme envoie dans le derme une série de gros mamelons irréguliers. Sur un des bords de la pièce, le corps de Malpighi est encore nettement limité vers la profondeur, mais toute démarcation entre lui et le tissu conjonctif fait bientôt défaut ; des cellules embryonnaires font irruption dans l'épiderme, en bouleversant les couches profondes. Un peu plus loin, on constate l'existence de globes épidermiques caractéristiques ; en certains points, enfin, le tissu normal est en totalité remplacé par des masses néoplasiques dont un certain nombre provient des prolongements intradermiques qui ont proliféré. Le derme est feutré et rempli d'un nombre considérable de cellules embryonnaires.

Cette pièce tire son importance de l'évidence des lésions leucoplasiques avoisinant les points épithéliomateux.

Observation XVII. — Gaucher et Sergent.

Le 14 mars 1899, le nommé T..., Ferdinand, âgé de 68 ans, entre à l'hôpital Saint-Antoine, salle Magendie. Il présente une plaque de leucoplasie siégeant à la partie moyenne de la langue ; cette plaque est lisse, vernissée, dure et épaisse, rouge vif en son centre, opaline et nacrée sur ses bords. Le malade articule difficilement les mots et accuse quelques douleurs légères pendant la mastication.

Cette lésion a débuté il y a 3 mois. T..., ancien infirmier, n'a jamais été malade ; il était seulement grand fumeur ; aucun accident suspect n'a attiré son attention du côté de la syphilis.

Cependant, il est soumis dès son entrée au traitement spécifique (2 centigrammes de benzoate de mercure par jour en injections hypodermiques) ; la plaque de leucoplasie est badigeonnée quotidiennement avec une solution de bichromate de potasse au 50e.

Après 15 jours de traitement, on constate une amélioration évidente, la douleur a disparu ; l'articulation des mots est plus facile ; mais l'aspect leucoplasique reste manifeste.

Le malade allait être autorisé à quitter l'hôpital lorsqu'il fut pris de fièvre, de dyspnée, d'étouffements et de signes non douteux d'endocardite aiguë infectieuse.

Il mourut quelques jours après ; l'autopsie confirma l'existence de cette endocardite aiguë et montra, de plus, un épanchement purulent limité et ancien de la base de la plèvre avec de nombreux infarctus dans le foie, la rate et les reins. Cette pleurésie purulente latente avait été le point de départ de l'infection cardiaque. La langue avait été enlevée 2 heures après la mort en vue de l'examen histologique.

La plaque de leucoplasie fut divisée en un grand nombre de fragments qui furent fixés dans le sublimé acétique et dans les liquides de Müller, de Zenker et de Flemming. L'examen histologique montra qu'il s'agissait d'une plaque leucoplasique en voie de transformation épithéliomateuse. (Pour les détails, voyez chapitre III.)

INDEX BIBLIOGRAPHIQUE

ARNOUX. — Contribution à l'étude du kraurosis vulvæ. *Thèse,* Paris, 1899.

BARTHÉLEMY. — Coup d'œil sur les glossopathies. Sur quelques-unes de leurs formes chroniques notamment sur les langues blanches. *Revue des maladies cancéreuses,* n° 2, 1900.

BÉNARD. — In-8, 106 p., 1887, et *Gaz. méd. de Toulouse,* 1892.

BESNIER et DOYON. — Appendice à la traduction de Kaposi, 1891.

BEX. — Leucoplasie et cancroïdes de la muqueuse vulvo-vaginale. *Thèse,* Paris, 1887.

CESTAN. — L'épithélioma leucoplasique de la langue. *Arch. gén. de méd.,* numéros de juillet et août, 1897.

CESTAN et Aug. PETTIT. — Epithélioma et leucokératose bucco-linguale. *Bull. Soc. Anatom. de Paris,* p. 320-327, 1897.

CLÉMENCEAU DE LA LOQUERIE. — Brochure chez Maloine, 1893.

DEBOVE. — Le psoriasis buccal. *Thèse,* Paris, 1873.

ERB. — *Münch. med. Woch.,* 1892, p. 739.

ESCAT. — Leucoplasie vésicale primitive hémorragique. *Semaine gynécologique,* n° 34, 1900.

FOURNIER. — Affections parasyphilitiques. Des relations de la leucoplasie buccale avec la syphilis et le cancer. *Congrès de Paris,* 1900. Section de syphiligraphie et de dermatologie.

FRÉDET. — *Bull. de la Soc. de chirurgie,* 8 mars 1876, p. 209.

GAUCHER. *Soc. franc. de dermatol.,* 9 novembre 1899.

— Traité des maladies de la peau, t. II, p. 307.

GAUCHER et Em. SERGENT. — Anatomie pathologique, nature et

traitement de la leucoplasie buccale. *Arch. de méd. expérimentale et d'anatomie pathol.*, n° 4, 1900.

HALLÉ (N.). — Leucoplasie et cancroïdes dans l'appareil urinaire. *Annales des maladies des organes génitaux*, juin et juillet 1896.

HOTMANN DE VILLIERS (D') et THÉRÈSE. — Altérations épithéliales du col utérin. *Congrès de Genève. Semaine gynécologique*, p. 296, octobre 1896.

HOUEL. — *Bull. Soc. de chir.*, 1875.

JOUIN. — Psoriasis de la muqueuse vulvaire. *France médicale*, 16 mai 1882, p. 673, t. I.

LABADIE-LAGRAVE et LEGUEU. — Traité de gynécologie médico-chirurgicale. (Reproduisent les faits de Pichevin et Pettit). 1 vol. in-8, 1898.

LAILLER. — *France médic.*, 1877, 11 septembre, p. 554.

LANN. — *Journ. of Amer. med. Assoc.*, 1899, p. 419.

LE DENTU. — Des rapports de la leucokératose avec l'épithélioma. *Congrès de Lyon*, 1894, et *Revue de chirurgie*, décembre 1896.

LELOIR. — Recherches sur l'anatomie pathologique et la nature de la leucoplasie buccale (psoriasis buccal). *Arch. de physiol.*, p. 86-100, 1887; *Bulletin de la Société anatomique*, 7 décembre 1887; *Comptes rendus de l'Institut de France*, 6 juin 1887.

LYDSTON. — *Journ. of Buton. and Venereal Diseases*, 1895, vol. XIII, p. 101.

MAURIAC. — Du psoriasis de la langue et de la muqueuse buccale. *Union médicale*, 1873-1874.

MICHAUX. — Vulve et vagin, in Duplay et Reclus. *Traité de chirurgie*, p. 304 et 330, t. VIII, Paris.

MONOD. — Leucoplasie vulvo-vaginale et cancroïde. *Ann. de la Policlinique de Bordeaux*, p. 220, 1896; *Congrès de Bordeaux*, 1896; *Sem. gynéc.*, 1896.

MORRIS. — *Med. Soc. of Lond.*, 24 avril 1882, et *The Lancet*, 13 mai 1882, p. 776.

Murdoch. — *Edinb. med. Journ.*, 1894-1895, p. 250-257.

Nedopil. — *Arch. f. Klin. Chir.*, vol. XX, Heft 2, 1876.

Neligan. — *Dublin Qualerly Journal of med. Sciences*, août 1869.

Neumann. — *Stricker's med. Jahrbericht*, 1877, Heft I, p. 87.

Perrin. — Utilité de l'intervention chirurgicale précoce dans les leucokératoses de la bouche et de la vulve. *Cong. de dermatol.*, 1889 ; *Ann. de dermatol.*, 1891, p. 825 : *Associat. française pour l'avancement des sciences*, Marseille, 1871, 23 octobre, p. 322 : *Marseille méd.*, 1892, p. 749 ; *Cong. de Lond.*, août 1896, anal. in *Sem. méd.*, 1896, p. 253.

— Utilité de l'intervention chirurgicale précoce dans les leucokératoses de la bouche et de la vulve. *Ann. de dermatol.*, p. 825, 1891.

Petit (Paul). — Début d'épithélioma leucoplasique de la vulve. *Sem. gynéc.*, 1899, p. 185.

Pettit (Aug.). — Leucoplasie chez le singe. *Bull. du Muséum*, nº 5, 1901.

Pichevin. — Discussion à propos de la communication de MM. d'Hotmann de Villiers et Thérèse. *Cong. tenu à Genève* du 1er au 5 septembre 1896. *Sem. gynéc.*, p. 301, 1896.

Pichevin et Pettit (Aug.). — Leucoplasie vulvo-vaginale. Résumé de la communication faite au *Cong. tenu à Genève* du 1er au 5 septembre 1896. *Sem. gynéc.*, p. 301, 1896.

— Leucoplasie vulvo-vaginale. Travail in extenso avec figures. *Semaine gynéc.*, nos 33, 34, 35, 36, 1897.

— Sur un cas de kraurosis vulvæ. *Bull. et Mém. de la Soc. d'obstét. et de gynéc. de Paris*, 1897, et *Sem. gynéc.*, nº 7, 1897.

Pilliet. — Leucoplasie linguale et épithélioma. *Société anat.*, 1897.

PILLIET et RICHE. — Psoriasis lingual récidivant non épithéliomateux. *Soc. anat.*, 1896.

POZZI. — *Traité de gynéc. clinique et opératoire,* 3e édit., p. 379, 1897.

PUIFFE DE MAGONDEAU (de). — Contribution à l'étude de la leucokératose vulvo-vaginale. *Thèse,* Paris, 1897.

RECLUS. — Cancroïdes et leucoplasie des muqueuses buccale et linguale. *Gaz. hebdomad.*, p. 420, 1er juillet 1887.

— Leucoplasie et cancroïde des muqueuse buccale et vaginale. *Gaz. des hôp.*, p. 685, 1888.

SAINT-PHILIPPE. — *Mém. et Bull. de la Soc. de Méd. et de chir.* de Bordeaux, p. 379, 1882.

SCHIFF. — *Wiener klin. Rundschau,* 1895, n° 8.

SCHWIMMER. — Leucoplakia buccalis. *Viertelj. f. Dermat. u. Syph.*, 1877.

STANZIALE. — *Giorn. ital. delle mal. Ven.*, décembre 1894, p. 38.

TILLAUX. — Traité de chirurgie clinique, 1894, p. 394.

TRÉLAT. — *Bull. de la Soc. de chir.*, 1875, 1876, 1877, 1880; *Semaine médicale,* 1883, 24 mai, p. 109; *Sem. méd.*, 1883, 13 décembre, p. 776.

VERNEUIL. — *Bull. de la Soc. de chir.*, 1876, p. 482.

VIDAL. — *Union médicale,* 1883, 4 janvier, p. 1 et 37.

WAGSTAFFE. — *Medical Times,* 1875.

WEIR. — Ichthyosis of the Tongue and Vulva. *New-York medica Journal,* p. 2465, 1er mars 1875.

WIERENGA. — Leukoplakia buccalis enharen verhendring. Leyden, 1894. *Dissertation inaugurale.*

TABLE DES MATIÈRES

Pages.

INTRODUCTION. 3

CHAPITRE PREMIER. — Aperçu historique. Caractères de la leucoplasie. Les leucoplasies buccale, vulvo-vaginale et urinaire. La leucoplasie chez les animaux. 7

CHAPITRE II. — Examen des faits cliniques tendant à établir un rapport génétique entre la leucoplasie et l'épithélioma. 18

CHAPITRE III. — Examen des faits anatomo-pathologiques tendant à établir un rapport génétique entre la leucoplasie et l'épithélioma. . 24

CHAPITRE IV. — Pronostic et traitement. 42

CONCLUSIONS. 49

PIÈCES JUSTIFICATIVES. 51

INDEX BIBLIOGRAPHIQUE. 79

CHARTRES. — IMPRIMERIE DURAND, RUE FULBERT.

www.ingramcontent.com/pod-product-compliance
Ingram Content Group UK Ltd.
Pitfield, Milton Keynes, MK11 3LW, UK
UKHW012246240726
13966UKWH00004B/1315